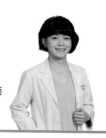

 254 健康世界叢書

作者──**陳冠伃醫師、黃毓惠醫師**
插圖──sara_chunn

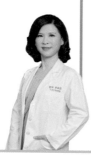

當皮膚起內鬨：
解開皮膚免疫
疾病奧秘

目 錄

黃序——探索皮膚免疫奧秘，追求健康生活　　　004

陳序——有良好免疫功能，皮膚才能健康好氣色　　　006

第一章　**皮膚的基本結構**　　　009

第二章　**皮膚——人體最大的免疫器官**　　　017

第三章　**皮膚常見的免疫疾病**　　　023

　① 乾癬　　　024

　② 異位性皮膚炎　　　045

　③ 蕁麻疹　　　059

　④ 過敏型接觸性皮膚炎　　　066

　⑤ 圓禿——讓人驚慌的鬼剃頭　　　074

　⑥ 白斑　　　081

　⑦ 天疱瘡和類天疱瘡——自體免疫水泡疾病　　　088

　⑧ 紅斑性狼瘡——自體免疫結締組織疾病　　　095

　⑨ 皮肌炎——自體免疫結締組織疾病　　　100

　⑩ 嚴重型皮膚藥物不良反應　　　105

第四章　**調節皮膚免疫功能的方式**　115

　　① 由外在調節說起　116

　　② 全身性免疫用藥（傳統用藥）　125

　　③ 常見的生物製劑　133

　　④ 小分子藥物：JAK 抑制劑　141

第五章　**調節免疫功能從生活做起**　147

第六章　**怎麼吃可以有健康的免疫力？!**　155

附錄　**『人家說的』不一定是對的──破解迷思**　169

　● 皮膚病會傳染？!　170

　● 皮膚免疫疾病≠過敏　171

　● 排毒　172

　● 皮膚病只是皮膚表面的問題？!　173

　● 紅斑≠紅斑性狼瘡　174

　● 白斑≠白化症　175

黃序

探索皮膚免疫奧秘，
追求健康生活

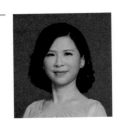

　　在這本書的撰寫過程中，我深深地反思了過去20年在皮膚科領域的歷程。

　　當我在20多年前，踏入皮膚科這個領域時，美容醫學尚未如今日般盛行，大部分皮膚免疫疾病的發病原因也不清楚，缺乏有效的治療方法。在住院醫師時期，看到不同患者深受皮膚病困擾，打亂他們的生活。作為皮膚科醫師的我們，除了想辦法為他們治療外，也會感受到患者的無助，心中不免會期待有更好的治療方法可以來協助他們。

　　在我開始擔任主治醫師以來，醫學界對皮膚免疫系統的了解逐漸進步，帶來皮膚免疫疾病精準治療的曙光：包括小分子標靶藥物和生物製劑的開發。這些成就不僅是醫學的躍進，也給那些長期與皮膚疾病抗爭的病人帶來希望。

　　然而，醫學在進步，網路媒體社群的影響更是跳躍式的進展。在我們和患者對談的過程中，不免發現許多參差不

齊，似是而非的網路醫學知識讓民眾更混亂。撰寫這本書的目的，不僅僅是分享科學知識和最新的治療進展，更重要的是，我希望它能為讀者帶來真正的理解和啟蒙。藉由解開皮膚免疫疾病的謎團，讓讀者不再被那些無效的治療方法和保健品所誤導，協助他們走上更健康的生活道路。

很多人告訴我現在沒有人在看書了！！！謝謝冠伃醫師和健康世界還願意一起努力，讓我們可以藉由這本書，讓讀者了解到皮膚不僅是人體最大的器官，它還是一個複雜的生物系統，涉及無數的細胞、分子和免疫途徑。通過對這些知識的了解，讓我們在面對皮膚問題時，做出更明智的選擇。

這不僅是一本書籍，更是一段旅程，一段深入皮膚科學核心，理解皮膚健康之旅的開始。我誠摯地希望這本書能夠啟發和幫助每一位讀者，讓我們一起探索皮膚免疫的奧秘，追求更健康的生活方式。

黃毓惠

陳序

有良好免疫功能，
皮膚才能健康好氣色

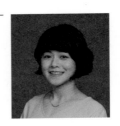

　　當初毓惠醫師提出想合作這樣的一本書時，我一口答應了。

　　為什麼呢？

　　最主要的原因是，我發覺大部分的民眾對於皮膚科所涵蓋的疾病範圍不是很了解，常常花費許多時間精力才輾轉來到皮膚科，有可能拖延到治療的時機。

　　再來，也很多人不知道，皮膚不只是人體最大的器官，同時也是最大的「免疫器官」。皮膚免疫的學問博大精深，經由不斷地研究探索致病機轉，在治療方法上更是日新月異；尤其是近五到十年，許多以往認為難以治療的疾病，像是異位性皮膚炎，都陸續找到可以得到良好控制又較安全的方法，非常值得和大家分享。

　　第一次寫書，內容又是專業知識，於是決定從診間發生的故事出發，希望讀者能有身歷其境的感覺。我也當成是自

已在做病情解釋，希望能解釋得全面又不會太艱深難懂，一次又一次地潤飾了。除了介紹疾病和治療方法外，也花了一些篇幅分享了調節免疫功能如何從生活和飲食做起，不只是針對病友，對一般民眾來說也是相當重要的。有良好的免疫功能，全身上下細胞不內鬨，皮膚才能呈現健康好氣色唷！

　　最後謝謝我的妹妹願意為這本書畫上插畫，增添了活潑的氣氛與質感，也讓內容更淺顯易懂，希望讀者可以帶著較輕鬆的心情認識這些皮膚疾病。Enjoy！

陳冠伃

第一章

皮膚的基本結構

　　在進入迷人的皮膚世界之前，了解皮膚的基本構造是很重要的。大家可能都有經驗在各式文章看到不同的皮膚專有名詞，感覺到困惑或是不解。以大家最關心的皮膚保養或者皮膚疾病來說，能夠正確的認識皮膚結構，才能真正了解自己的皮膚狀態，也才不會被不實的廣告迷惑誤導。如此一來，在選用平常保養的產品，或者接受皮膚的治療，才能更得心應手！

　　皮膚結構簡單來說可以分成三層，由外到內分別為表皮層，真皮層，皮下組織層。這三層皮膚除了結構不同，在功能上也各有差異。

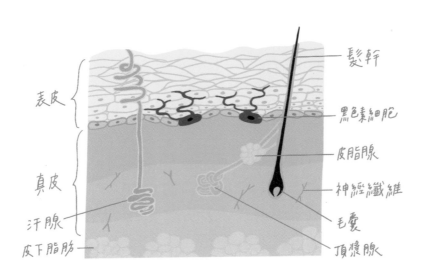

表皮層

　　位於皮膚的最外層，是由角質細胞所構成。在表皮和真皮交界處的基底層是負責細胞增生分裂的場所。基底細胞會不斷的分裂，往皮膚外層推擠，最後死去的表皮細胞會停留在外層，形成保護皮膚的角質層。

　　一般說來，表皮細胞從基底層到變成角質層脫落的一個週期需要28天。只要是正常健康的皮膚，角質層都會脫落，並不需要頻繁的做去角質處理。

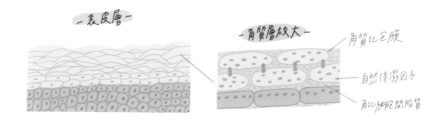

　　人體中的水分占70％，所以皮膚的最外層——角質層，就是人體的天然屏障，可以避免體內水分往外流失，也可以阻擋外來的細菌侵入。

　　角質層因為是由固若金湯的「磚塊和泥漿」結構所組成的，所以可承擔保護人體的重責大任。在這裡的「磚塊」指的是角質細胞，它的外圍被角化性包膜包圍著，裡面含有保濕因子，將水吸得飽飽的；泥漿就是散佈在細胞間的脂質層

，包含有神經醯胺、膽固醇、脂肪酸。

這些結構就像形成護城牆，具有防禦的功能，可以把皮膚中的水分鎖住不流失。

角質層功能健全的秘訣在於要讓它的含水量維持在20～35％，這就是為什麼皮膚專科醫師總是強調皮膚保濕的重要性，因為這是讓皮膚保持在最佳狀態的第一步。

至於負責產生色素的黑色素細胞則是位在基底層中。黑色素細胞有像章魚腳一樣的長突觸，可以把合成的黑色素從突觸往旁邊的表皮細胞運送，我們每個人的膚色不同和這些色素的分布多寡有關。

真皮層

真皮層主要的成分是纖維母細胞所分泌的膠原纖維和彈性纖維，而在其間，還有一些可以吸收水分的胞外基質。這些結構的組合讓真皮層保持彈性，年輕人的皮膚看起來「ㄅㄨㄞ　ㄅㄨㄞ」的，就是真皮層結構緊實，等到我們慢慢老化後，膠原纖維和彈性纖維就會流失，皮膚就會顯得鬆垮。

皮膚重要功能的構造都是位於真皮層中，例如血管、淋巴管可以負責提供皮膚養分、氧氣和循環功能。毛囊則是負責毛髮的生長。皮膚可以感受到冷熱、壓力、觸覺等都是神經叢的反射作用。大熱天讓你汗流浹背，以作好體溫調解功能的汗腺也在真皮層中。讓痘痘族困擾的油脂就是由皮脂腺

所分泌的。另外，有不少人感受到困擾的異味，就是由真皮層中頂漿腺的分泌物所造成的。

皮下組織層

　　這就是俗稱的脂肪層，脂肪層分布可以讓皮膚感覺飽滿有彈性，也有保暖的作用。不少年輕女孩不喜歡自己的臉蛋有嬰兒肥，但是足夠的脂肪層對於保持年輕容貌是非常重要的。

　　隨著年齡增加，脂肪會萎縮，膠原蛋白流失，臉部鬆垮，法令紋也會加深，看起來就會顯得老。

　　所以一定要維持足夠的皮下組織層來作為支撐。

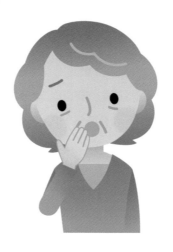

皮膚免疫系統

皮膚是身體與外界環境之間的主要屏障。但很少有人注意到，皮膚還具有複雜的免疫系統，可以幫助人體防禦外來病原體的攻擊並維持組織的恆定性。是我們人體對外在環境的第一道防線喔！

皮膚表皮層的角質細胞辨識到外來威脅時，可以誘導和活化其他免疫細胞，分泌出發炎物質，例如細胞激素和趨化因子來抵抗外敵。它們還可以分泌抗微生物肽，直接對抗病原體。

另外，還有位於表皮層的朗格罕斯細胞，以及在真皮層的樹突細胞、肥大細胞、T細胞、巨噬細胞和嗜中性白血球等免疫細胞，也都在捍衛我們人體的功能中扮演重要角色！

當發現到潛在威脅時，皮膚的免疫系統可以啟動發炎反應，召集更多的免疫細胞到達現場並抵抗威脅。如果皮膚的防禦屏障被突破，就可能引發更進一步的免疫反應，包括特異性免疫反應，以協助解決外來的感染或攻擊，並恢復皮膚的完整性。因此，皮膚不僅僅是一個被動的天然屏障；它也是一個活躍的免疫器官。

目前已經知道的諸多皮膚免疫疾病，都是和皮膚免疫系統失調有關係，本該用來對抗外來威脅的免疫大軍，卻反而攻擊自己的皮膚，導致皮膚疾病，例如乾癬、異位性皮膚炎

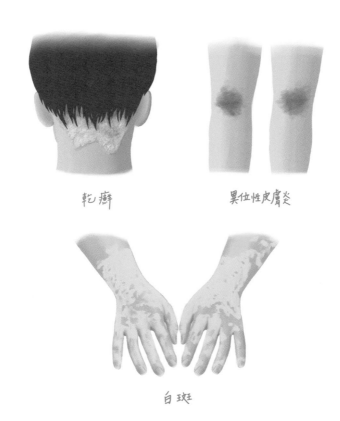

乾癬　　　　　異位性皮膚炎

白斑

、白斑等。

　　本書就是想要讓大家好好認識皮膚免疫功能失調可能對我們人體造成的傷害和疾病。讓你了解如何用正確的方法來照顧自己的皮膚，面對這些疾病，不要走太多冤枉路。請跟著我們一起經歷奇幻的皮膚免疫旅程。

第二章

皮膚──人體最大的免疫器官

「醫生～我最近不知道怎麼了，全身上下皮膚都很癢，還會起一塊一塊紅疹，看了好多醫生吃藥擦藥都不會好。我以前皮膚都很好耶，是不是免疫功能出問題才會這樣，可以抽血檢查一下嗎？」

　　在診間，常會有病患對於自己身上的疹子不會痊癒感到很疑惑，而因為在各式不同的廣告或文章中，常常都會出現「免疫功能」這個字眼，好像只要皮膚出狀況，就是免疫力出問題，需要吃不同的補品，來提升免疫力。

　　事實上，大部分的人雖然知道免疫力這件事，但可能不清楚，皮膚不只是人體最大的器官，同時也是人體最大的「免疫器官」。

　　外在的環境中，充滿許多危害我們健康的病原菌，例如細菌、病毒、黴菌等。人體可以正常的運作，不受到這些病原菌的傷害，就是免疫功能最大的貢獻。而其中，完整包覆著我們人體，隔絕外在與內在的「皮膚」，可是人體最佳的防禦系統。因為只要有外來的病菌想要傷害我們，皮膚的免疫系統就會啟動，做好防衛人體第一線的角色。究竟皮膚中有哪些免疫大將守衛，讓我們每天可以安心的生活在這個不安全的環境中呢？

皮膚的免疫反應

　　人體皮膚中有樹突細胞和 T 細胞常駐，隨時準備作戰。當有外來的病原菌入侵時，分布於上皮組織的樹突細胞就會去捕捉這些病原分子，接著就會活化皮膚中的的 T 細胞，促使 T 細胞增生。增生的 T 細胞又會引發一連串的免疫反應，吸引其他的發炎細胞來到皮膚，一起對抗外來的病菌，所以在臨床上我們就會看到發炎反應。例如當皮膚受到黃金葡萄球菌入侵，引起蜂窩性組織炎時，我們看到皮膚又紅，又腫，又熱，就是因為免疫反應被啟動來對抗細菌時，所引發的發炎反應所造成的。

　　講到這裡，你可能會覺得奇怪，生活環境中這麼多病原菌，照這樣說我們的皮膚不是應該常常發炎來對抗它們嗎？事實上，我們的皮膚細胞悄悄地不斷釋放對抗病原的物質，例如某些蛋白酶，避免皮膚表面的病原過度增生造成發炎反應。

　　皮膚的免疫功能要達成體內的平衡，除了對抗外來的病菌，另一個重要的機制是，避免對無害的分子，例如人的皮屑、花粉、營養物質等等，產生過度的反應。

皮膚病和免疫功能的關係

　　上述的免疫反應，是人體正常的功能。可是當皮膚「免疫功能失調」，在不該發生反應的時候過度反應，就可能會引起皮膚病。這些皮膚病主要可以分成兩大類，一類是自體免疫疾病：例如紅斑性狼瘡、天疱瘡。另一類則是和免疫功能相關的皮膚發炎性疾病：例如異位性皮膚炎和乾癬。這些疾病的發生通常都是免疫系統錯誤的把接觸到的無害分子當作入侵者，不斷地啟動免疫發炎反應，造成皮膚的傷害。

　　事實上，大多數和免疫功能相關的皮膚病發生時，其背後都有很複雜的病理機轉，而不只是 "免疫功能強" 或 "免疫功能弱" 就可以解釋的。我們在臨床上，每當碰到病人知道自己的皮膚病和免疫功能失調相關時，都會提到一句「那

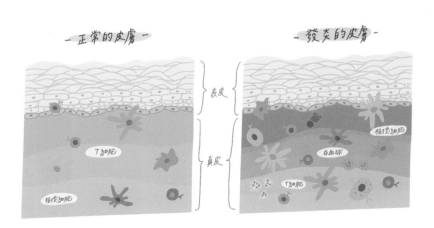

我要怎樣讓自己的免疫功能變強?」但其實,讓免疫功能變強,有時候反而會讓疾病更嚴重,所以正確的觀念應該是讓自己的皮膚免疫功能正常,不會產生發炎反應才對。

　　因此,皮膚免疫功能失調≠免疫功能低下,反而是往過度反應進行,造成各式不同的皮膚疾病。有這樣的觀念,大家才不會誤踩治療和使用保健食品的雷區。

第三章

皮膚常見的
免疫疾病

1

乾癬

小 檔 案

俗稱病名 | 牛皮癬
專業學名 | 乾癬
好發對象 | 兩個年齡族群：20～30歲及50～60歲

『醫師，我頭皮又癢又難受，還有雪花片片的頭皮屑，真的好困擾！』

我仔細檢查小文的皮膚，發現他的頭皮，手肘和膝蓋都有銀白色皮屑的紅色斑塊，指甲也出現小凹洞。

『你的皮膚症狀是乾癬引起的，這是皮膚免疫功能失調，你的生活作息要規律喔！』

小文面露難色地說：『我最近換新工作，壓力很大還失眠，是不是因為這樣，我皮膚病才變嚴重的！』

什麼是乾癬？

　　乾癬又稱「牛皮癬」或「銀屑病」，病灶出現在皮膚，是一種免疫功能失調，導致皮膚慢性反覆發炎的疾病。目前病因不明，推測與先天體質如基因，或後天環境如天氣變冷、壓力大、生病等刺激造成的皮膚病變有關。

　　根據統計，台灣乾癬盛行率約千分之二點二，男女比例約為九：五；全台灣約有 6 萬名患者受到乾癬所苦，其中 1 萬 2 千人屬中重度乾癬，需要積極治療。

　　乾癬雖名為「癬」，卻不是黴菌所引起，並不會傳染。但因其有明顯的紅斑、發癢、表皮增厚及脫屑情形，常影響患者外觀，再加上多數人不了解此病，誤以為皮膚病會傳染

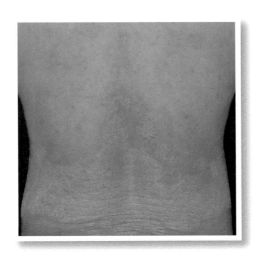

而予以排斥，使得患者除了承受皮膚搔癢、掉屑、疼痛等不適外，還要忍受個人形象和生活品質的降低，心力交瘁之下，部分患者甚至還出現憂鬱傾向。

雖然乾癬容易復發，目前還沒有根治的方法，病情時好時壞，就連天氣變化都可能造成病情惡化，常會有患者因此放棄治療。但其實接受適當治療，就可以讓病情獲得良好控制；且患者的身心狀態也會反映在皮膚狀況上，若是熬夜、壓力大就容易復發，所以病患更應積極配合治療、控制病情。

乾癬的症狀與診斷

乾癬病灶大多是以界線清楚的紅色斑塊作表現，斑塊上會有銀白色的皮屑。許多患者一開始會將乾癬誤以為是皮膚過敏，且約有五成乾癬患者，指甲會出現凹洞、粗糙、增厚、變形，甚至指甲跟甲床分離的狀況，因此有時也會被誤診成灰指甲。

乾癬在每個病人身上發作的部位都不盡相同，一開始好發於頭皮與四肢關節，隨病情嚴重會蔓延至全身，患部皮膚會呈現紅色斑塊，合併銀色皮屑脫落，發癢、灼熱或刺痛感也會伴隨出現。

約五至六成以上的患者會出現頭皮乾癬，一開始常會被誤認為是脂漏性皮膚炎或嚴重頭皮屑，但仔細評估可發現，

乾癬會超過髮際線、發生在耳後，並非只是純粹的皮脂腺油水不平衡所造成的皮膚炎。其次好發的部位為四肢關節處，這些磨擦受力及伸展的區域，局部的發炎細胞會比較容易受到刺激而發作。

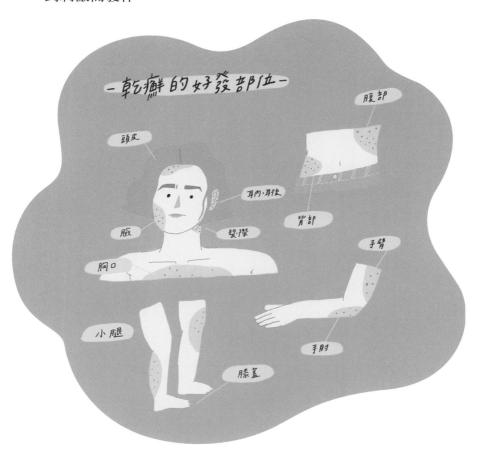

　　整體而言，對乾癬患者來說，皮膚的脫屑病灶可以穿長袖長褲來遮蓋，最難遮掩的，反而是藏也藏不住的頭皮屑、臉部脫皮跟指甲病變。

乾癬的常見型態

　　慢性斑塊型（Chronic plaque psoriasis）：佔所有乾癬病人的 70〜90%，為最常見的型態。好發於患者的手肘、膝蓋和頭皮（尤其耳後），患部不會脫屑，而是光滑且界限清楚的紅斑。

　　點滴狀乾癬（Guttate psoriasis）：典型的表現為 0.3 到 0.5 公分直徑大小，常常是突然大量出現，好發於小孩與年輕人的四肢近端與軀幹上部。這類病人常被發現是在鏈球菌喉部感染之後才出現滴狀乾癬。

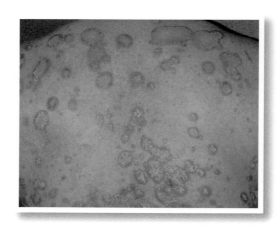

乾癬指甲病灶

乾癬指甲病灶有的是出現小凹洞，有的是出現黃色油滴狀變色，這些不同的變化其實是和乾癬發炎反應侵襲指甲不同的部位（例如指甲生長板或甲床）有關。

簡單來說，這些指甲變化可以依據發炎反應發生在不同部位，區分成兩大類：

指甲生長板病灶

指甲甲床病灶

有些患者在還未出現乾癬病灶時，指甲就已經發生變化，可能被誤以為是灰指甲（甲癬）。臨床上有不少患者以為自己是罹患灰指甲去買藥來擦，但是沒有成效的案例！

1 指甲生長板病灶

- 點狀凹陷（pitting）：
  指甲出現小凹洞，有時也會出現在圓禿患者的指甲。

- 碎屑狀指甲（crumbling）：
  指甲表面粗糙不規則，有粉碎狀的表現。

- 白甲（leukonychia）：
  指甲表面有點狀白色病灶。

- 指甲新月狀處紅點（red spots in the lunula）

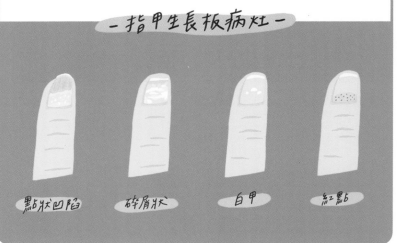

－指甲生長板病灶－

點狀凹陷　　碎屑狀　　白甲　　紅點

② 指甲甲床病灶

- 油滴狀（oil drop）：
  指甲下方出現黃色油滴狀變化。
- 甲床分離（onycholysis）：
  遠端指甲和下面的甲床分開，有時旁邊會圍繞紅色邊緣。
- 線狀出血（splinter hemorrhage）：
  因為皮膚真皮層的微血管破裂，導致出血，滲到指甲內，
  變成線狀出血。
- 指甲下角質增生（subungual hyperkeratosis）：
  角質過度增生，引發指甲增厚，和灰指甲需要做鑑別診
  斷。

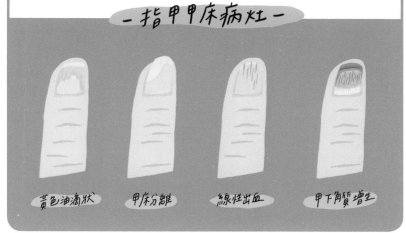

－指甲甲床病灶－

黃色油滴狀　　甲床分離　　線性出血　　甲下角質增生

乾癬指甲病灶暗藏什麼玄機？

當乾癬病人出現指甲病灶時，最擔心的是同時合併有關節炎症狀。從解剖結構來看，手指遠端指關節上的伸指肌腱，會和指甲接合。肌腱的纖維沿著骨頭表面和固定指甲的小韌帶融合。

所以一旦病患有關節炎，肌腱和骨頭的接點出現發炎反應，因為彼此解剖位置相近的緣故，就有可能影響到指甲生長板和甲床，引起指甲症狀。一旦病人有指甲問題，就要小心判別是不是合併有乾癬性關節炎。一定要多注意喔！

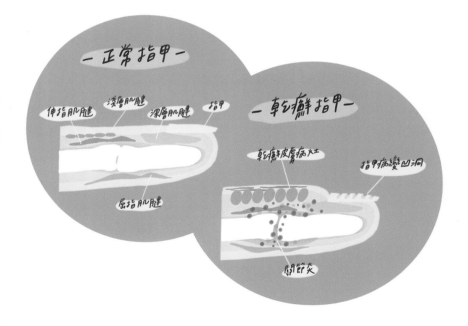

　　乾癬性紅皮症（Erythrodermic psoriasis）：患者會突然全身出現紅斑、大量脫屑；或由慢性斑塊型乾癬慢慢進展而成。可能合併有發燒，畏寒。因皮膚大面積受損，容易造成患者繼發性感染、脫水而引起電解質不平衡、或大量蛋白質流失導致水腫和水份流失造成心肺負擔。

　　全身膿疱型乾癬（Pustular psoriasis）：急性發作時，患者可能全身出現突發性的黃色無菌性膿疱，且伴隨持續性發燒。目前已知有部分患者和 IL36RN 基因突變有關。

乾癬嚴重分級

　　乾癬可依據患部面積大小判別病情輕重，以五指併攏為計算面積，如果集合全身上下的病灶，總面積小於三個手掌，算是「輕度」乾癬；介於三到十個手掌，為「中度」乾癬；若大於十個手掌就算是「重度」乾癬。

　　另一種常用的指標是乾癬面積暨嚴重度指數（Psoriasis Area Severity Index，簡稱PASI），是依據乾癬的區域面積、厚度、紅、及脫屑的程度來作綜合評估，總分最高分為72分，分數越高代表病情越嚴重，10分以上被認為是中重度乾癬，需要積極治療，控制病情。

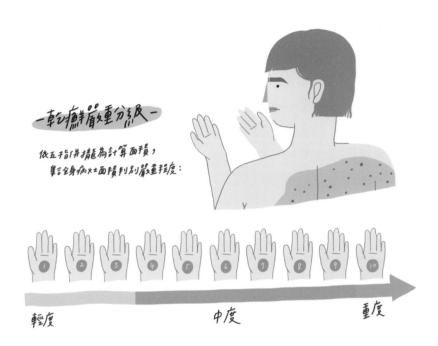

乾癬併發症

　　乾癬不只是單純的皮膚疾病，還是一種自體免疫疾病造成的全身性發炎反應，由於皮膚症狀通常最早出現，發炎反應在其他器官所引起的併發症往往被病友忽略，其中最常見的就是乾癬性關節炎，但其他疾病包括糖尿病、高血壓以及心血管疾病，和一般人比起來，乾癬患者的風險也提高。

乾癬性關節炎

　　乾癬性關節炎最常侵犯四肢周邊的關節。乾癬性關節炎有非常多的表現，不只是周邊關節，其他像膝蓋、腳踝這些大關節也會發生。另外，連中軸性關節炎也和僵直性脊椎炎的症狀相當類似，變化非常多。

　　乾癬病友會發現自己的指關節、膝關節、肩膀等部位出現紅腫、疼痛等情形，嚴重的乾癬性關節炎可能因為關節受到嚴重侵蝕，導致指頭永久變形。這不只影響到患者的行動，有時候連拿筷子吃飯或是使用工具等精細的動作都會有困難，嚴重破壞生活品質。

　　那麼，乾癬性關節炎是否有治療的黃金時間或治療準則？我們要提醒病友，乾癬性關節炎可以注意『336 原則』。

3 個部位

　　研究顯示，在頭皮、指甲及臀間皮膚皺摺處這三個部位若有乾癬出現，會有較高的機率合併乾癬性關節炎。

3 大症狀

　　僵、腫、痛。若早上起來覺得手指很僵硬無法動彈超過30分鐘，就要注意可能有合併乾癬性關節炎的狀況。而關節若已經腫脹、有痛感，就要趕緊告知醫師，可能關節已經出問題了。

6 個月黃金期

乾癬性關節炎能夠在早期出現症狀 6 個月內診斷出來並且治療，會比 6 個月後才診斷出來的病人發生關節變形或關節破損的機率還要小。所以，6 個月的黃金期非常重要，在這段時間內診斷、治療，更能避免後續的併發症。

乾癬和肥胖

皮膚科醫師在臨床上都發現，有不少乾癬患者有體重過重的問題。那到底是肥胖的人，容易得到乾癬，還是乾癬患者容易變胖，這兩個疑問都已經在西方的研究當中，獲得結論。那就是，乾癬的人容易變胖，而肥胖的人也較容易得到乾癬。

為什麼我們皮膚科醫師會一直提醒患者，控制體重的重要性呢？除了肥胖對身體有傷害以外，我們也從研究中發現，當患者的 BMI（身體質量指數）愈高，乾癬的嚴重程度也會愈高，所以肥胖的乾癬患者，病情可能會比體重輕的人更嚴重。

那麼，控制自己的體重，就會讓乾癬好一點嗎？有報告指出，將乾癬患者分成兩組，讓他們服用相同的藥物，結果吃低熱量飲食，體重減輕的那一組病人，皮膚病症的治療效果比較好。所以，病友們一定要記得，想要好好地控制皮膚

問題，除了靠醫師開立藥物以外，自己也是要努力維持標準體重喔！

乾癬和糖尿病、高血壓、高血脂

在台灣和西方的乾癬患者，都被發現比起沒有得到乾癬的人更容易有高血糖、高血壓和高血脂等慢性疾病。國內研究指出，中重度的乾癬患者長期發炎情況下，得到糖尿病、高血壓及心血管疾病的機率是一般民眾的1.5～2倍，高血脂高出近3倍，高血壓高出近1.5倍，腦中風高出2～3倍；尤其是年輕時就發病的患者，更要留意心血管疾病年輕化的問題。

乾癬和心臟血管疾病

談到這裡，應該有不少人心中已經出現疑問。乾癬是在皮膚上呀，為什麼和心臟有關係，會不會有一點講太遠了？關於這樣的疑惑，我們可以從三個方面來做解釋：

1. 使用台灣健保資料庫所作的研究中，已經確定乾癬和心肌梗塞是有相關的。在追蹤乾癬患者五年後，發現乾癬患者和未得乾癬的一般人口比較起來，有2.1倍的風險會罹患心肌梗塞。而在2006年，英國的世代研究更發現，三十歲的年輕嚴重型乾癬患者，罹患心肌梗塞的風險竟然是一般人口的三倍。

2. 我們都知道，心肌梗塞通常是由冠狀動脈硬化所引起的。國外有醫師直接去檢查病患的心臟冠狀動脈，發現嚴重型乾癬患者的冠狀動脈硬化程度比較嚴重。這樣的結果可以解釋為什麼乾癬患者有較高的比例得到心臟血管疾病。

3. 那到底為什麼乾癬病患本來只是皮膚有問題，到後來竟然會連心臟都出狀況？除了乾癬患者有較高的比例有抽菸、喝酒、肥胖、高血壓、高血脂、高血糖的病史以外，目前皮膚科界認為，皮膚病灶長期發炎所產生的發炎物質，可能會經由血液流動，影響到心臟血管的內皮細胞，導致後續的冠狀動脈硬化，引發心肌梗塞。所以，好好的控制乾癬發炎，就變成很重要的課題。

依嚴重度選擇治療方式

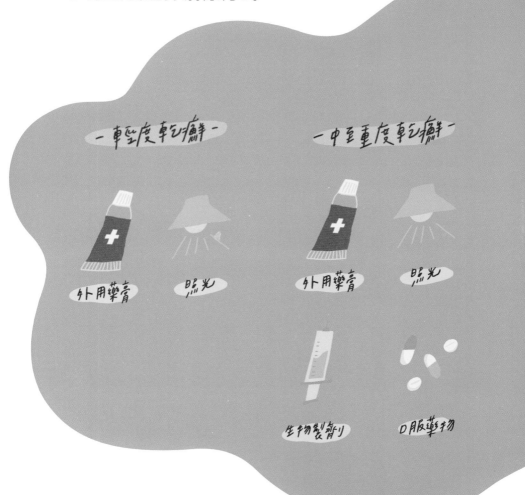

乾癬常見治療

1. 外用藥膏（詳見第四章之1）

外用類固醇

　　主要作用為抑制發炎反應及角質細胞過度增生，可快速控制病情但效果無法持續。因長期不當使用可能導致皮膚萎縮、微血管擴張等副作用。患者務必與醫師進一步討論，切勿擅自停藥或是過度使用，醫師會視患者皮膚嚴重程度，選擇不同強度的類固醇。

外用A酸

　　剛開始治療時可能會產生輕微的皮膚刺激、搔癢等副作用，若合併使用外用類固醇可減緩副作用，也有助於增加療效。

外用維生素D衍生物

　　主要作用為抑制角質細胞增生及抑制發炎反應，使用時可能會產生局部刺激的副作用。台灣常見的相關藥品是calcipotriol（例如Daivonex得膚寧）及calcitriol（例如Silkis施革欣）。另外，目前還有維生素D衍生物合併外用類固醇，以降低刺激感的藥品，可以減輕患者的不適感（例如Daivobet得膚寶）。

焦油

主要作用為殺菌、止癢、抑制皮膚增生、消炎等，可用來治療斑塊型乾癬。在台灣比較常見的焦油製劑是以洗劑為主。

2. 照光治療

紫外線中特定波段的光源，能有效改善乾癬症狀，使用於各種程度的患者，但可能有曬紅、脫皮和皮膚老化等副作用。目前常見的做法有兩種：

1	紫外 B 光（UVB）直接照射治療，利用窄波紫外 B 光（narrow-band UVB，波長 311 nm），對於乾癬的治療最有效，也有較低的光照副作用。
2	利用紫外 A 光（UVA），搭配口服或浸泡感光藥物（psoralen）來加強照光效果。

接受照光治療有些原則要注意：

●照光劑量是循序漸進的增加，一週約照 2 ～ 3 次，至少要 2 ～ 4 週才會有明顯的治療效果，所以一定要有耐心，切勿心急。

●照光治療最擔心的副作用是曬傷，所以除了劑量是逐漸增加以外，照射姿勢或暴露區域要固定，尤其是一開始未照射到的上臂內側或是衣物遮蔽的交界處，忽然間接受高劑量照射，可能會晒傷。

●當使用外用藥物，尤其是維生素 D3 軟膏，必須在照光後使用，以免成分受到光照破壞或是影響光線吸收。但如果在照光前塗抹潤滑劑如凡士林，可以使皮膚表面平滑，增加光線的吸收。

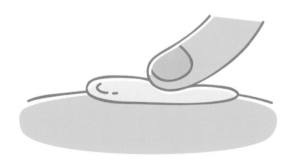

3. 傳統全身性治療（詳見第四章之 2）

氨甲蝶呤（Methotrexate, MTX）

為一種葉酸拮抗劑，可避免異常角質增生和調節發炎反應，有效控制乾癬和乾癬性關節炎。但可能造成腸胃不適、噁心、頭痛、食慾減退等副作用。另外，此藥物也有可能導

致肝功能指數上升，需避免同時服用具肝毒性的藥物或是飲酒。

維生素A酸（Acitretin）

主要作用為抑制發炎反應與角質過度分化，但單獨使用效果不佳，常搭配照光療法。另外，可能造成皮膚乾燥、腸胃不適、落髮等副作用。懷孕婦女不可使用、女性需停藥2年後才可懷孕，以避免畸胎風險。

環孢靈（Cyclosporine）

調控乾癬的免疫反應，對於乾癬有很好的控制。可能發生的副作用包含高血壓、高血脂等，若長期服藥，腎功能也可能受到影響。一旦症狀獲得改善，最好要減低劑量或停藥。

4. 生物製劑 （詳見第四章之3）

生物製劑是一種藉由生化科技，重組生物體DNA所製成的蛋白質藥劑，與傳統藥物相比，結構與機轉較為專一，且療效好，可避免口服藥物產生肝腎毒性的副作用，安全性高。因個體之間的生理差異，每個人適合的生物製劑不盡相同，大多數生物製劑都採皮下注射，機轉及施打時間會有所不同，患者可針對自身狀況與主治醫師討論。

5. 小分子藥物（詳見第四章之 4）

　　Apremilast 抑制磷酸二酯酶 4（PDE4），調節細胞內的發炎反應，控制乾癬發炎。常見的副作用包括腹瀉、噁心、頭痛。Deucravacitinib 是最新在台灣核准治療的小分子藥物，主要是抑制酪胺酸激酶 2（Tyk2）作用，達到降低發炎，控制乾癬的目的。這二種藥物提供患者除了針劑注射外，口服藥物的新選擇。

積極與醫師溝通及配合，從無力感變為控制感

　　因為乾癬的病徵是外顯性的，常招致外界誤解，造成患者生活上的封閉與自我保護。而患者在乾癬治療的診斷期、治療期及緩解期都會面臨不同的心理壓力，接受醫療時，可與醫師充分溝通及配合，了解治療選擇，會讓自己在面對乾癬時有「控制感」，而非只有「為什麼是我？」的「無力感」。

　　此外，也建議患者可多參加病友會活動，與其他病友分享如何面對異樣眼光的處理之道，也可多吸收醫學新知，彼此支持。若有憂鬱的傾向，除了好好治療乾癬的病灶外，亦可詢求心理醫師的協助。

2

異位性皮膚炎

俗稱病名｜異位性皮膚炎

專業學名｜異位性皮膚炎

好發對象｜大部分患者在 2 歲以前發病，85％的患者在 1 歲以前就會發病。

病徵患部｜嬰幼兒期的病灶主要是發在臉部，以及手肘和膝蓋的外側。進入兒童期之後，常發生在手肘和膝蓋的屈側。

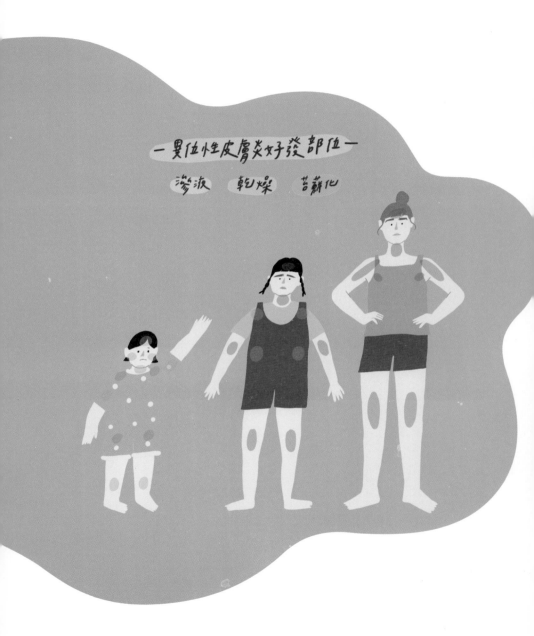

「我們家小安整天就是拼命抓，雙手抓得都是傷口，還會流血。我看她每天晚上睡覺時，因為癢得受不了就拼命地抓，睡都睡得不好，真的好可憐！」

典型和非典型的症狀

異位性皮膚炎最主要的特徵是發作時會奇癢難耐，急性期的時候，症狀以強烈的搔癢感和紅疹為主，有時會伴隨滲出液；亞急性期的時候，會出現脫屑的紅斑性丘疹；而隨著患病時間過去，慢性期會因反覆發作而有苔癬化（增厚）的變化。

異位性皮膚炎可能在任何年齡發病。成人期的異位性皮膚炎，與兒童期稍有不同，兒童異位性皮膚炎患者較常有急性、濕疹樣病灶，往往出現在兩頰、前額、脖子、軀幹和四肢伸側；成人患者則是以出現在頭、頸及手、腳屈側的慢性病灶為主，也有些病患的病灶分布在非四肢屈側，或出現非典型的型態變化，例如錢幣狀、水泡狀、類脂漏性皮膚炎的型態。

為什麼會發生異位性皮膚炎？

異位性皮膚炎與遺傳的關聯性很強，同時也容易受到環境中的過敏原或危險因子所誘發，所以也可以把異位性皮膚炎視為先天因素與後天因素交互作用之下的結果。異位性皮膚炎的病人，部分帶有皮膚屏障缺陷的基因變異，當皮膚屏障受損，接觸過敏原時就會受到刺激，引發一連串的過敏免疫反應。

免疫反應引起局部發炎，使搔癢症狀加劇，搔抓時再度造成皮膚屏障損傷，從而形成難以逃脫的惡性循環。而在環境當中，食物過敏原（如牛奶、蛋白）、吸入型過敏原（如花粉、塵蟎）、空汙、二手菸，甚至是精神壓力等，都有可能誘發異位性皮膚炎，或使其變得更加嚴重。

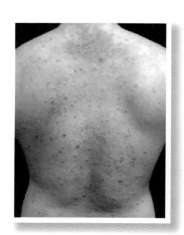

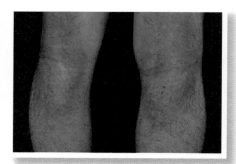

嚴重程度評估

　　異位性皮膚炎的嚴重程度，會大大影響用藥的選擇及其效果，因此一套客觀而準確的評估標準就顯得非常重要。

　　目前在臨床上或在人體試驗中，常被醫師用來衡量異位性皮膚炎嚴重度的指標稱為「濕疹面積與嚴重度指數（Eczema Area Severity Index），簡稱EASI」。這是一項相當客觀，且評估起來快又簡單的指標，主要是將身體分成頭頸部、軀幹、上肢和下肢等四大部份，先評估病灶的面積，再依據紅疹、浮腫／丘疹、抓痕與苔癬化四項的嚴重度加以給分，分數的加總就是EASI總分，最高分是72分，21.1分以上就被認為是重度異位性皮膚炎。

異位性皮膚炎如何治療？

　　異位性皮膚炎的治療目標是可以降低搔癢的感覺，而且讓疾病達到持續的控制，不再影響生活，這樣的目標通常需要多管齊下，首先包括避免誘發因子、並進行正確的皮膚照護。

　　若開始出現急性的搔癢、紅疹症狀，則可能需要抗組織胺或局部藥膏來控制症狀，以免抓搔使疾病進一步惡化。如果症狀加重，則需要加強療法，而越嚴重的異位性皮膚炎，就越可能需要全身性的口服藥物或生物製劑治療。

基礎治療

如同上述，異位性皮膚炎常造成皮膚破損，使外界的過敏原進一步刺激免疫系統，造成惡性循環，所以維持皮膚的完整性相當重要，其中「少刺激」、「勤保濕」是不二法門。

少刺激：避免誘發因子

常見的誘發因子包括：

● 環境刺激物

化學物品、游泳池中的氯、肥皂等皮膚清潔用品、毛衣等。因此游泳完需淋浴，避免使用肥皂刺激皮膚，或改穿棉質衣服都是應對之道。

● 氣候

太乾燥或太潮濕的天氣都可能刺激皮膚，因此夏天流汗時可用紋理光滑的毛巾擦汗，而冬天乾燥時則注意保濕。若能以除濕機控制環境濕度在 50～60％較為合宜。

● 食物過敏原

可能過敏原為雞蛋、牛奶、花生、小麥、大豆、堅果和海鮮。然而，目前對於飲食原則並沒有一定的標準，因此建議如果吃某一種食物會明顯惡化外，再做飲食限制。不要無條件地限制飲食，以免影響健康。

●吸入過敏原

塵蟎、花粉、二手菸或動物的皮屑，都可能是吸入性的過敏原。

除此之外，抓搔皮膚也是最常見的刺激來源，會破壞皮膚屏障，使疾病進一步惡化，需要避免。

●勤保濕：正確照護皮膚

最有效的保濕方法是在洗完澡後，以毛巾輕拍身體，保留一點皮膚上的水分並立刻塗上一層保濕劑。根據台灣皮膚科醫學會異位性皮膚炎診療共識的建議，可以使用溫水泡澡或淋浴，每次 5 ～ 10 分鐘，洗完澡五分鐘內擦上保濕劑。

居家護理

由於異位性皮膚炎患者的皮膚比較敏感，所以洗澡時可以使用低敏感的清潔用品來沐浴，不要過度清潔。每日都要在全身皮膚上塗抹保濕乳液或乳霜來避免皮膚乾燥。由於汗水會刺激皮膚，讓患者覺得更癢，夏天應盡量避免流汗，當出現汗水時，也要盡快擦掉或洗掉。最好讓患者待保持恆溫的空間，不要過冷或過熱。在服裝上，選擇棉質等會吸汗的布料，不要穿上不透氣材質的衣物，讓皮膚悶住。

外用治療（詳見第四章之1）

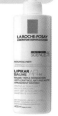

● 保濕劑

適當使用保濕劑，對受損皮膚的修復有幫助，因此保濕劑的使用是局部治療最重要的一環。保濕劑可依照鎖水性從弱到強分為乳液、乳霜／乳膏，或軟膏／油膏。鎖水性越強的保濕劑，也可能因為封閉排汗而造成皮膚的不適感。因此一般來說，若是冬天或極度乾燥膚質可以選擇乳霜，而夏天易流汗則可以選擇乳液。

● 濕敷

在嚴重惡化的異位性皮膚炎患處，塗抹外用藥膏加上保濕劑，用沾濕的敷料包紮，再裹上乾的敷料固定。這樣的做法可以避免搔抓，加強保濕與藥物吸收，可謂一舉數得。

注意事項

當小朋友覺得很癢時，可以用沾有冷水的毛巾輕拍皮膚，為了避免皮膚狀況更進一步惡化，除了服用和塗抹藥物外，也不要忘了要幫小朋友剪短指甲，以免他們無法克制的亂抓皮膚，讓皮膚炎的症狀更嚴重。

　　在上述保濕治療之外，也可能需要搭配以下外用藥膏：

●外用類固醇

　　雖然多數人聽到「類固醇」常會恐懼與排斥，但外用類固醇藥膏仍是異位性皮膚炎第一線治療的藥物。假設配合醫囑規律短期使用外用類固醇，不僅能有良好的效果，同時也不太需要擔心皮膚變薄的局部副作用。至於外用類固醇主要作用在皮膚，只要遵照醫囑使用，也不太會因為吸收至體內而造成類固醇全身性的副作用。類固醇藥膏有強弱效之分，一般而言，醫師會建議臉部、生殖器附近或兒童的皮膚，使用中弱效的外用類固醇。

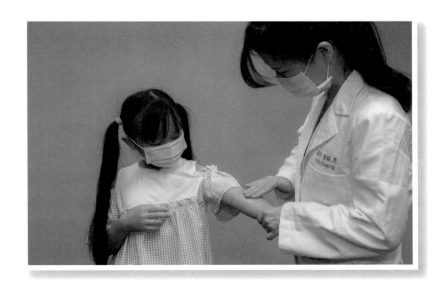

●外用鈣調磷酸酶抑制劑

除了外用類固醇之外，近年來也出現局部使用的免疫抑制劑，例如：「醫立妥」或「普特皮」，因為沒有類固醇副作用，可以使用在兒童異位性皮膚炎患者。除此之外，臉部、生殖器附近較為敏感的皮膚部位也可以考慮使用。

●外用磷酸二酯酶 4 型（PDE-4）抑制劑

新型外用PDE-4抑制劑（crisaborole, 2％），藉由抑制發炎物質的產生來控制皮膚發炎，可用於輕度至中度異位性皮膚炎。

●外用抗生素

有時異位性皮膚炎患者的皮膚會有輕微感染，使用外用抗生素會有效果，但若沒有感染的話就不需要使用抗生素。

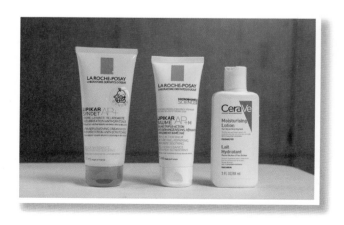

全身性治療

●抗組織胺

為了加強止癢的效果，外用藥物常常搭配口服抗組織胺，在有些臨床試驗中，顯示達到止癢的效果，因此被認定為屬於外用抗發炎藥物的輔助療法。不過因為抗組織胺的功效在於止癢，無法壓制皮膚的免疫反應，因此不建議單獨使用。

注意事項

當皮膚炎急性惡化出現會滲濕的組織液時，千萬不要隨便塗抹偏方或其他中草藥，近一步刺激皮膚。另外，當異位性皮膚炎患者皮膚受到單純性疱疹病毒感染時，輕微的可能發生在嘴唇旁邊局部位置，嚴重的則可能到處散佈，連正常的皮膚都可能會受到影響。這時候要趕快就醫，塗抹或口服抗病毒藥物，才能盡早改善病毒感染，避免全身散播。

●抗細菌、病毒、黴菌製劑

異位性皮膚炎的患者容易因皮膚受損而遭受感染，如果感染太嚴重或局部抗生素治療效果不彰時，可使用口服或靜

脈注射的抗細菌、病毒、黴菌藥物，可能有所幫助。

●類固醇

口服性類固醇通常使用在急性惡化且病況嚴重的異位性皮膚炎患者，可做為免疫調節劑或光照療法的短期銜接治療，不建議長期使用。因為它短期雖然有效，但停藥後有高達一半的病人可能會出現反彈性的惡化，所以只能短期（7 天內）、低劑量使用，以減少長期使用所帶來的副作用。

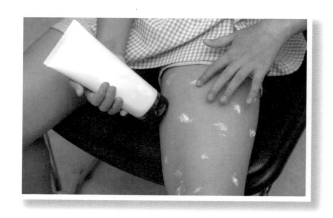

●照光治療

照光治療是使用特定波長的紫外線照射全身，來抑制皮膚的免疫反應，達成抗發炎和止癢的效果。在成人比兒童更常用，目前是異位性皮膚炎的第二線治療，在基礎治療和外用治療都無效時使用。

●傳統免疫調節劑（詳見第四章之2）

環孢靈（Cyclosporine）：主要可以抑制免疫系統裡面T細胞的作用，大約2週開始改善皮膚症狀，之後再依改善狀況逐步調降劑量。不建議長期使用，可以間斷使用以減少副作用（包括高血壓、感染、腎病變、多毛），而且不建議與光照療法一起使用。

氨甲蝶呤（Methotrexate, MTX）：透過拮抗葉酸代謝，來抑制免疫細胞的DNA合成。對於重度異位性皮膚炎有治療效果，大約4～12週開始見效。副作用包括腸胃不適、血球低下、肝指數上升等，可透過服用隔天補充葉酸來降低腸胃與血球低下的副作用。另外無論男女，使用時皆須避孕，以免藥物造成畸胎。

硫唑嘌呤（Azathioprine, AZA）：透過抑制DNA合成所需的嘌呤代謝，來壓制發炎反應，大約4～12週開始改善皮膚症狀，和MTX一樣可能會出現腸胃不適或血球低下的副作用。

●生物製劑（詳見第四章之3）

所謂生物製劑是指藉由生物體，而非化學合成的製劑。因為更能精準針對特定的致病機制作調控，所以比起傳統免疫調節藥物療效更佳，且副作用更少。

目前在台灣可使用的生物製劑為duplilumab，它是一種

可以精準阻斷免疫細胞傳遞訊號接受器IL-4R α 的單株抗體，需要以針劑注射給予，可以用來治療中重度異位性皮膚炎。研究顯示從用藥後2～4週症狀可開始改善，並在6～11週後顯著達到皮膚症狀的改善。目前有部分研究顯示停藥後，療效仍可能持續一段時間。除了dupilumab之外，目前也還有其他的生物製劑正在進行臨床試驗，如果成功核准上市後，將帶給患者更多的選擇。

●小分子藥物：JAK（Janus Kinases）抑制劑
（詳見第四章之4）

小分子藥物可以拮抗免疫細胞內部的JAK激酶，精準地阻斷細胞內部的訊息傳遞，讓免疫細胞不會受到外界指令而隨意活化。也因此作用效果比傳統免疫調節藥物更精準，目前台灣可用於中度至重度異位性皮膚炎的小分子藥物包括baricitinib、upadacitinib、abrocitinib。有研究顯示，小分子藥物在中重度異位性皮膚炎患者的療效快速，在使用第二天後，就會有顯著的癢感改善，因此後續的研發也值得期待。

3

蕁麻疹

俗稱病名｜起清膜（台語）、風疹塊

專業學名｜蕁麻疹

好發對象｜女性比男性發生率高一些，各年齡層都可
　　　　　能發生

好發部位｜全身皆可有紅斑

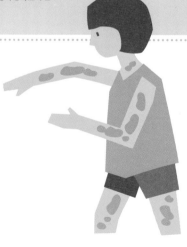

曉欣和同事們到公司附近的一家餐廳，參加一場慶功
宴。在這樣愉快的氣氛下，即使平時鮮少飲酒的曉欣
，在同事們相互勸酒下，也不自覺地喝下了好幾杯紅
酒。然而，當晚深夜，曉欣突然感到全身劇癢難耐，
無法入眠。情急之下，她只得匆忙前往醫院急診。在
醫院裡，當看到自己全身出現片片紅腫的斑塊時，曉
欣非常驚慌，這種前所未有的情況讓她擔心自己可能
患上了某種罕見疾病！

相信很多人都曾經有過類似的經驗，這種讓人措手不
及，忽然就出現的癢疹稱為蕁麻疹。

劇癢、腫脹症狀

　　蕁麻疹又名風疹塊，是一種引起發癢膨疹的皮膚反應。
膨疹通常從發癢的斑塊開始，轉變為不同大小的腫脹斑塊。
這些膨疹隨機出現和消退，隨著反應進程而變化。

　　蕁麻疹可能出現劇癢，並干擾睡眠和日常活動。當蕁麻
疹影響到嘴唇、眼皮時，會導致眼皮和嘴唇腫脹，發生在喉
嚨時，則可能引起喉頭水腫，導致呼吸困難。

發生蕁麻疹的原因

　　蕁麻疹看起來紅紅腫腫的，主要是因為皮膚真皮中的肥大細胞釋放出組織胺、緩激素和前列腺素等物質，活化感覺神經，造成血管擴張，血管中的液體滲漏至周圍組織，引發蕁麻疹的浮腫病灶。

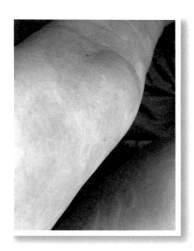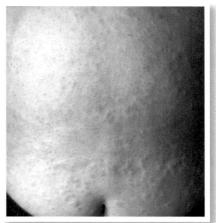

　　而根據病灶持續時間的長短和誘發的原因，可以分成以下三種型態：

1. 急性蕁麻疹

　　皮膚中的肥大細胞釋放組織胺，活化感覺神經，導致血

管擴張和液體滲漏至周圍組織。原因通常不明，但可能和急性感染、食物、藥物、疫苗有關。通常在六週內會痊癒。

2. 慢性蕁麻疹

當膨疹症狀發生超過六週時，就進入慢性階段，醫學上根據發生原因的不同，將其區分成慢性自發性蕁麻疹和慢性誘發性蕁麻疹。

●慢性自發性蕁麻疹

原因比較複雜，通常和食物沒有關聯。主要是和自體過敏或自體免疫功能失調有關。患者可能合併甲狀腺炎或類風濕性關節炎等自體免疫疾病。其他可能原因包括感染，例如幽門桿菌。

●慢性誘發性蕁麻疹

冷、熱、運動、壓力（局部皮膚受壓迫處，如襪子、皮帶）或是震動等物理刺激所誘發的蕁麻疹都屬於此類。

臨床上怎麼治療？

時常會有病人以為蕁麻疹只要打一針就會痊癒，但事實上，蕁麻疹還是需要一段完整的療程來治療才行，大部分的急性患者在治療 2 ～ 4 週後會痊癒。慢性蕁麻疹則需要有耐

心的治療，以緩解症狀並防止反復發作。以下就是常見的治療方式。

1. 抗組織胺

這是治療蕁麻疹的首選藥物，建議服用長效型（第二代）抗組織胺來降低組織胺的作用，也可以避免昏睡。如果長效型抗組織胺效果不佳，則可以增加劑量或添加另一類型的抗組織胺。

2. 生物製劑（詳見第四章之3）

當抗組織胺持續治療 4 到 6 週仍無法有效改善症狀時，須考慮使用生物製劑 omalizumab（Xolair）來治療。Xolair 藉由中和血液中的免疫球蛋白 E（IgE），來達到治療慢性蕁麻疹的效果。給藥方式是皮下注射，通常每四週一次。對許多患者而言，使用 Xolair 顯著改善症狀，並且能夠提升生活品質。

3. 口服類固醇

當蕁麻疹影響到喉嚨，導致黏膜水腫，可能危及生命時，口服類固醇可以用來換解症狀，但一般來說，並不建議長期用類固醇來治療蕁麻疹。

4. 其他藥物

免疫抑制劑或免疫調節劑，例如環孢寧（cyclosporine）。

居家護理與照顧

當你發現自己的蕁麻疹發作和下列因素有關，則須要避免再次接觸，以免惡化。

1. 食物	蝦、螃蟹、魚類、雞蛋、乳酪、巧克力、堅果、草莓、芒果、含防腐劑或色素的糖果餅乾。
2. 酒精	
3. 藥物	盤尼西林，阿斯匹靈，消炎止痛藥，磺胺藥物。
4. 環境因素	花粉、黴菌孢子、粉塵。
5. 病毒感染	
6. 物理性因素	搔抓，壓力，冷，熱，陽光，運動。
7. 情緒壓力	

洗澡時可以使用肥皂或沐浴乳，但是儘量少洗熱水，因為熱水容易使血管擴張，而使蕁麻疹發得更厲害。

當癢得受不了的時候可以冷敷，用冷毛巾覆蓋發癢區域，或用冰塊摩擦幾分鐘以舒緩皮膚症狀。穿著寬鬆、紋理光滑的棉質衣服。避免穿著粗糙、緊身、刺激性或羊毛製的衣服。

雖然在文獻報告上，慢性蕁麻疹患者（發作超過六週）很少是因為食物造成的過敏反應，患者還是可以記錄飲食日記及蕁麻疹發生的時間、程度，和在做什麼，找出可能的食物過敏原（飲食日記應包括食物、茶水飲料、藥物、健康食品及補品…等）和觸發因素。

過敏型接觸性皮膚炎

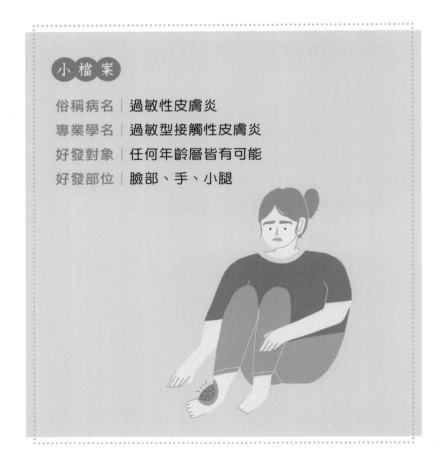

小檔案

俗稱病名	過敏性皮膚炎
專業學名	過敏型接觸性皮膚炎
好發對象	任何年齡層皆有可能
好發部位	臉部、手、小腿

家家一跛一跛地走進診間,「醫生醫生,快看看我的腳,我兩三個禮拜前打球扭到,這幾天愈來愈腫還有點化膿的樣子,是不是變成蜂窩性組織炎了呀?」

仔細看了一下,發現在他的腳踝一個明顯的紅色長方形皮膚區塊上,有許多水泡和分泌物,於是問他「扭到之後,有沒有貼過什麼藥布呢?現在是會癢還是會痛?」

「有耶,我自己貼了消炎藥布。現在還滿癢的,而且手和身體也出現紅紅的癢疹,怎麼這麼奇怪!」

皮膚接觸到過敏原造成的症狀

過敏型接觸性皮膚炎是一種皮膚接觸到過敏原(haptens)造成的反應,一開始產生會癢的紅疹,如果變嚴重的話,還會出現水泡或是組織液滲出,很容易讓人誤解是化膿,但其實是因為皮膚發炎後產生的出水反應。

通常出現紅疹的部位只侷限在有接觸到過敏物質的地方,所以在臨床上可以很明顯地看到是一小塊區域有病灶。但是如果過敏反應真的變嚴重的話,也有可能引發全身性的反應,在離病灶比較遠的部位例如身體或四肢,出現會癢的小丘疹或小紅斑。

接觸性皮膚炎分成刺激型和過敏型

接觸性皮膚炎一般分成刺激型接觸性皮膚炎和過敏型接觸性皮膚炎。

刺激型接觸性皮膚炎佔了約80％的接觸性皮膚炎，是因為皮膚的耐受力不好，又受到外來物質的刺激如水和清潔劑所導致的皮膚病，例如手部濕疹或俗稱的富貴手就是屬於這一類。

過敏型接觸性皮膚炎則和患者本身的體質有關，當皮膚第一次接觸過敏原時，產生了「致敏」反應（sensitization phase），過程約需10～15天，並不會有症狀；當再度接觸時，便誘發過敏反應（elicitation phase），在1～3天內產生皮疹。一旦對某物質致敏，往後即使只接觸到一點點，也會引發皮膚炎。

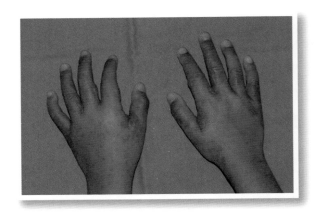

一般來說，可以穿過皮膚，引發皮膚過敏反應的物質都屬於分子量小於500道爾頓的小分子。這些小分子被皮膚的樹突細胞吸收後，經由一連串下游反應，產生了許多記憶型T細胞；當皮膚再度接觸過敏原時，便誘發過敏反應，使發炎細胞聚集在皮膚裡，釋放發炎物質，形成紅疹或是水泡。

尋找過敏原

臨床上，我們可以經由分析不同皮膚區域會接觸到的物質，幫助我們找到過敏原。

例如肚臍周圍或下方的癢疹，很可能是褲子或皮帶的金屬鈕扣中的鎳（nickel）或鉻（cobalt）造成的。目前最常見造成過敏型接觸性皮膚炎的物質是鎳金屬，除了鈕扣，也常存在項鍊、手環、耳環等首飾中；偶爾會見到在穿耳洞後，耳洞口流出組織液，發癢發紅，這並不是因為感染，而是對耳環中的鎳過敏。

頭皮或耳朵出現的癢疹，可能是染劑中的成分PPD（對苯二胺）造成的；對頭髮產品相關的過敏，也可能造成脖子或肩膀的癢疹。

化妝保養品和香水中的防腐劑、香料（例如秘魯香精Balsam of Peru）也可能造成臉部過敏，所以有慢性臉部濕疹的人要特別注意這個過敏原。嘴唇的紅腫脫屑，可能是護唇

膏、口紅或漱口水、牙膏中的防腐劑、香料或色素造成的。

　　手部可能因為戴乳膠手套，或是工作需要接觸到過敏物質而發病；腳部要想到鞋子、雨靴。集中在衣服遮蔽易摩擦處的癢疹，要想到可能對衣服的材質或內含的色素過敏。

　　新黴素（neomycin）和枯草菌素（bacitracin）在臨床上很常用來治療傷口感染，但有不少比例的人可能對這類藥物產生過敏反應，如果發現自己的傷口治療一段時間也不見好轉，甚至於愈來愈癢，就要小心可能是藥物引起的過敏反應。

貼布試驗（Patch Test）

因為每個人每天皮膚會接觸到的物質很多，當懷疑過敏型接觸性皮膚炎時，有時光從病史問起來並無法知道確切的過敏來源。這時候可以透過貼布試驗這個檢查，來找出可能引發過敏的物質。

貼布試驗是把日常生活中最常見的過敏物質做成試劑，固定貼在患者背部至少48小時；醫師會在受測後48及96（或144）小時判讀背部的反應，就可能找出造成過敏的物質。

　　值得一提的是，在臨床上我們發現，並不是所有接觸到過敏原的皮膚區域都會產生疹子，例如雙手戴手套或雙腳穿雨靴，但只有單手或單腳發疹；整個臉都擦了保養品，但只產生一塊一塊的紅疹。因此只要有疑慮，即時給皮膚科醫師做專業的判斷是很重要的。

治療和預防方法

　　在治療上，最重要的是避免再接觸到過敏原。可以服用口服抗組織胺來止癢，再配合塗抹外用類固醇。當過敏反應太嚴重了，適量的口服類固醇會是必要的治療方式。

　　當皮膚長出水泡或組織液滲出時，使用浸泡過醋酸鋁溶

居家護理

找出過敏原後就要做到避免接觸。例如對色素或香精過敏，則在購買保養品化妝品時，就要選擇不含這些成分的產品。配戴首飾也盡可能避免含有鎳、鉻成分的金屬，有不少人甚至對純金也會過敏，所以一定要特別注意。

當過敏性皮膚炎發作，覺得很癢時，千萬不要抓，可以想辦法將皮膚病灶處遮蓋住，或是在睡覺前用手套把手包起來或剪短指甲來避免搔抓。

液的紗布，濕敷在皮膚上，可以有收斂、改善出水的狀況的效果。在這邊也要提醒，有少數的人會對外用類固醇過敏，如果發現使用外用類固醇治療一陣子，皮膚炎持續未改善，甚至變得更嚴重，不要忘記類固醇也是一個可能的過敏原。

如何測試是否對保養品過敏？

將試用品早晚一次塗在前臂內側或耳前約 5 平方公分大小。連續使用 2 週，如果沒有不適症狀，就可以繼續使用！

　　過敏型接觸性皮膚炎在眾多皮膚病中，是比較容易預防的，只要能夠避免皮膚接觸到過敏原，就可以有效的減少皮膚炎發作。而當你深受皮膚炎的困擾，懷疑是工作場所或日常生活所接觸到的物品所造成，卻不知道過敏來源時，可以請醫師幫忙做貼布試驗來找尋可能的過敏原。

急症處理

過敏型接觸性皮膚炎急性發作時，往往會有水泡出現，而且其癢無比！這時候除了注意不要抓以外，也可以用浸泡過冷水的毛巾或繃帶濕敷在皮膚上，減輕癢感。

注意事項與飲食禁忌

有些患者在皮膚有出水的狀況時，會誤以為自己是感染流膿了，隨意塗抹藥膏。切記在這種情況下，不能塗抹優碘、家裡常備的刀傷藥膏、蜂膠或左手香。因為這些物品本身都可能造成過敏或刺激皮膚，而讓皮膚炎的狀況更加嚴重。

在經過檢驗後，如果發現對鎳、鉻等金屬產生過敏反應，在飲食上應該盡量避免含高量鎳或鉻等礦物質的食物。

含有高量鎳的食物，包括：
無花果、鳳梨、蕎麥、燕麥、韭菜、扁豆、萵苣、家禽類、有殼的海鮮、巧克力、茶、杏仁果、花生等。

含有高量鉻的食物，包括：
番薯、玉米、全穀粒、家禽類、有殼的海鮮、番茄、菠菜、花椰菜、洋蔥、蒜頭。

如果發現對秘魯香精（Balsam of Peru）過敏，在飲食上應避免番茄及其製品、柑橘類及其製品，香料包含肉桂、丁香、八角、咖哩、香草、肉豆蔻、薑等，巧克力、冰淇淋、紅酒、深色氣泡飲（例如可樂），還有酒類包含紅酒、啤酒、琴酒及苦艾酒。

5

圓禿──讓人驚慌的鬼剃頭

小檔案

俗稱病名	鬼剃頭
專業學名	圓形禿、斑禿
好發對象	15～29歲是好發的高峰
好發部位	頭皮、眉毛、睫毛

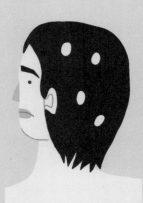

曉雨充滿焦慮的眼神進到診間，「黃醫師你看怎麼辦？我這幾天發現頭皮後面有三塊頭皮的頭髮都掉光了，到底怎麼回事，我好擔心會掉光呀！」「曉雨你最近的工作壓力很大嗎？」我一邊檢查曉雨的頭皮一邊問。「是呀！最近換新工作，天天都熬夜，我是因為壓力大才會掉頭髮嗎？」

無預警地毛髮脫落，形成一至多個無髮的區域

　　大部分患者發現自己突然有大量落髮的時候，都會擔心自己身體健康是否出現問題，也怕頭髮掉光光！其實這種會讓人頭髮忽然不見一個區域的問題是圓禿，而且大部分毛髮會自然長回，不需過度焦慮。

　　圓禿，也被大眾普遍稱作為 "鬼剃頭"。這種情況主要是頭皮的頭髮脫落，但其實其他身體上有毛髮的部位，如眉毛或鬍鬚，也都有可能受到影響。這種脫髮常常是突如其來，患者往往毫無預警地發現自己的毛髮脫落，形成一至多個無髮的區域。在這些區域，我們可以明顯看到頭髮已完全消失，但皮膚仍然保持原來的狀態，未出現其他明顯變化。

我們可以依據落髮的程度進行分類：

斑狀圓禿（Alopecia Areata）

　　這是最常見的類型。頭髮通常會以約硬幣大小的圓形斑塊掉落，多達80％的患者僅有一處禿髮區域，而這些患者的頭髮即使未接受治療，大多會在半年到一年間自然生長回來。最常發生在頭皮，但也可能發生在身體的其他部分。

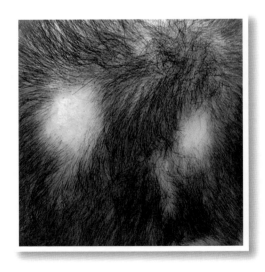

全禿（Alopecia Totalis）

頭皮上的毛髮全部脫落，不像斑狀圓禿，大部分患者的頭髮無法自然生長回來。全禿較常發生在兒童和年輕人，但也可以在任何年齡發生，也同樣影響男性和女性。

普遍性落髮（Alopecia Universalis）

全身的毛髮脫落，不只影響頭髮，包括眉毛、睫毛、胸毛、腋毛等體毛都會脫落。這也是最嚴重的斑禿形式。

許多患者常常焦慮，擔心自己的健康是否亮紅燈。但事實上，大部分圓禿患者身體並無其他併發症。只有在少數情況下，圓禿會與其他疾病例如白斑、異位性皮膚炎、甲狀腺功能異常或結締組織疾病有相關。而有部分患者也會同時出現指甲的病變。

患者身上可能攜帶有特殊基因

真正的誘發落髮的原因還不清楚。圓禿是一種皮膚免疫疾病，根據研究發現，可能是患者身上攜帶有特殊基因（人類HLA複合體基因）變異，再加上因為疾病、情緒壓力或是受傷等外在因素，引起身體自體免疫功能活躍而攻擊毛囊，進而導致頭髮停止生長，產生落髮。

病人首次發病時間若在三十歲以前，則百分之二十五的病患家屬也會產生圓禿。另外，如果患者的落髮程度比較不嚴重，發病年齡較年長，指甲或腳趾甲沒有變化，或是沒有家族史，則預後好，比較能長回毛髮。

根據毛髮脫落的範圍，給予不同的治療

當落髮的範圍小，就算未經治療，大部分病人的毛髮可以在一年內長回來。

目前的治療方式都是用來促進毛髮生長或是阻擋免疫攻擊，但無法避免圓禿復發或是根治圓禿。醫師會根據病人毛髮脫落的範圍，給予不同的治療方針。

小範圍毛髮脫落

塗抹類固醇、病灶內注射類固醇或塗抹米諾地爾（minoxidil）。

大範圍毛髮脫落

除了上述療法外，還可以考慮免疫療法、光照治療、服用免疫調節劑、類固醇脈衝療法以及口服JAK抑制劑。

其中JAK抑制劑（baricitinib和ritlecitinib）是台灣食品藥物管理署核可用來治療嚴重圓禿的小分子口服藥物。透過阻斷發炎反應的酵素活性達到減緩落髮的效果。在臨床試驗中，嚴重落髮的患者（落髮超過50％）在接受baricitinib治療36週後，達到80％以上頭髮覆蓋的改善情形，可以滿足傳統治療效果不佳的患者需求。（詳見第四章之4）

居家護理

圓禿常讓患者不敢好好洗頭。其實只要是使用溫和的洗髮精，輕輕的搓揉頭髮，不要用力拉扯，適當的頭髮清潔還是很重要的。

當有大面積落髮，導致頭皮裸露的時後，記得要戴帽子撐傘或是擦防曬產品，避免頭皮受到紫外線的傷害，甚至曬傷。

因為壓力或情緒問題可能導致落髮，所以要有心理調適，減少壓力，生活作息要規律。

預防方法

圓禿患者 5 年內的復發率是90％，目前沒有可以預防再發生的方法。如果知道，生活中發生哪些壓力事件可能造成落髮，要盡量避免，或是調適心情。適當的運動，正念減壓，規律的作息和睡眠，都可以協助你減少壓力喔！

急症處理

圓禿並不會造成特別的症狀。但是在接受免疫療法的患者，皮膚可能發生的過度免疫反應，出現紅腫搔癢等症狀，當症狀出現時，可以用冷毛巾濕敷，減緩症狀，但還要盡快就醫治療。

注意事項

和醫師討論最適合你的治療，坊間有諸多偏方宣稱可以生髮，但其實並沒有經過科學證據來證實。提醒大家不要輕易嘗試！

飲食禁忌

維持均衡的飲食，不要飲酒。也要避免咖啡、茶等會影響睡眠的飲料。

6

白斑

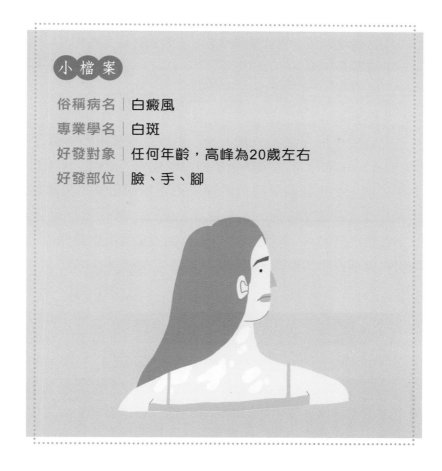

小 檔 案

俗稱病名｜白癜風
專業學名｜白斑
好發對象｜任何年齡，高峰為20歲左右
好發部位｜臉、手、腳

茵茵在炎熱的夏天裹著圍巾進入診間，「醫生，我的脖子和背上最近出現一塊一塊白白的，手好像也有一些，是出了什麼問題？」仔細看了他的皮膚，有一塊塊不規則、界限明顯的斑塊，再用「伍氏燈」照了一下，發現有藍白色的螢光顯色。「這些應該是白斑，我會幫你安排詳細的檢查。」

　　患有白斑最有名的公眾人物，應該就是麥可傑克森（Michael Jackson）了，謠傳他將自己的皮膚「漂白」，事實上他長期受白斑困擾。從他的歷史造型推估起來，大約是20幾歲從手部開始發病，進而遍及全身的皮膚。

　　患有白斑的人，可能同時也會有其他免疫系統的問題，所以需要進一步的檢查。讓我們一起來了解這個疾病吧！

皮膚上出現不規則、界限明顯的白色斑塊

　　白斑可以大致分為非分節型（Nonsegmental）及分節型（Segmental Vitiligo）。大部分的白斑為非分節型，表現為皮膚上出現不規則、界限明顯的白色斑塊，可能影響全身上下的皮膚，比較常從臉部、肢端手腳或生殖器周圍開始發病，

呈現對稱分佈，逐漸擴及其他部位皮膚。

　　患者可能經歷好幾次惡化期和穩定期的循環，也可能從毛囊周圍開始逐漸恢復色素。而分節型白斑約佔所有白斑的10～15％，一般發病的比較早，通常在5～6歲左右，在6～12個月內快速擴大影響身體單一側帶狀皮膚區域，之後便呈現穩定的狀態。這個區域的毛髮通常也會變白。

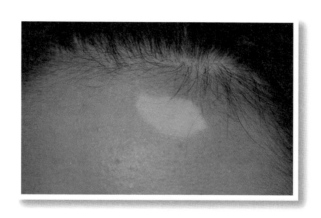

黑色素細胞遭受體內 T 細胞攻擊破壞消失

　　我們的皮膚之所以有顏色，是因為有一群負責產生色素的黑色素細胞。當皮膚的黑色素細胞遭受體內 T 細胞攻擊破壞而消失不見，臨床便呈現我們所看到的白色斑塊。

　　究竟為什麼黑色素細胞會遭受攻擊，目前仍沒有定論。一般認為是基因變異與環境因素共同造成的自體免疫失調。

環境因素包括壓力情緒、睡眠不足、摩擦受傷和化學刺激（例如酚類 phenol、對苯二胺 PPD）等。

正在惡化的白斑有哪些特徵？

怎麼知道自己的白斑正在快速擴大或惡化呢？這邊提供大家一些辨別方式。

1. 寇柏納現象（Koebner phenomenon）

白斑出現在皮膚受傷的地方，可能是線狀的抓痕或擦傷、燙傷等部位。

2. 三色白斑（Trichome vitiligo）

以現有白斑為中心與正在脫色的皮膚及其周圍正常顏色皮膚呈現三色漸層。

3. 雪花樣色素脫失（Confetti-like depigmentation）

現有白斑周圍呈現白色點狀脫色斑塊的聚集。

4. 發炎型白斑（Inflammatory vitiligo）

白色斑塊周圍呈現會發癢的紅色脫屑。

白斑的共病、和白斑表現類似的疾病

　　經統計發現，約有20％的白斑病人同時有至少一種其他自體免疫疾病。其大宗為自體免疫甲狀腺發炎（Autoimmune thyroiditis），其他包括第一型糖尿病、惡性貧血、愛迪生氏症（Addison disease）、紅斑性狼瘡及圓禿、類風濕性關節炎等。

　　除了白斑病人，其一等親家屬就算沒有白斑，得到自體免疫疾病的機率也升高。臨床上有許多色素脫失的疾病看起來和白斑很像，此時，尋求醫生的專業判斷便格外重要。包括汗斑（pityriasis versicolor）、白色糠疹（Pityriasis alba）、色素脫失性母斑（Nevus depigmentosus）、貧血性母斑（Nevus anemicus）、特發性點狀黑色素減少症（Idiopathic guttate hypomelanosis）、白楊葉斑（Ash-leaf macule）或其他色素脫失相關遺傳疾病等。

診斷與治療

　　白斑一般可以經由臨床表現診斷。皮膚上一塊一塊界限明顯的白色區塊，在伍氏燈（Wood lamp）照射下，變得像粉筆那樣白或呈現藍白色螢光，便可下診斷。

　　如果臨床表現比較特別，難以下診斷時，可以做皮膚切片幫助診斷。切片下會看到病灶的表皮沒有黑色素細胞。

目前還沒有一個公定的準則，也沒有百分之百確定可以讓白斑痊癒的方式，但有一些主要的處理原則供大家參考。

治療目標有兩個，第一、是阻止色素繼續脫失，第二、是讓皮膚色素恢復。

首先，要先確定白斑是在快速擴大期或穩定期。若還在快速擴大的階段，一般需要合併口服類固醇，搭配窄波紫外B光（narrow-band UVB，波長 308〜313nm）或準分子雷射光（excimer laser，波長 308nm）照射以及外用類固醇或免疫調節劑治療。

若在穩定不擴大的階段，則可以依範圍大小嘗試不同的治療方式，包括窄波紫外光、準分子雷射光照射、外用類固醇或免疫調節劑。照光治療建議一週 2〜3 次，持續 6 個月評估是否有效；若有效，至少需接受 9〜12 個月的治療才可使皮膚色素完全恢復。通常有毛髮的皮膚治療效果較好，包括臉、脖子、身體和四隻中段；治療效果比較不好的區域包括嘴唇和四肢末端。

若前述治療無效，而且白斑在非常穩定的狀態（1〜2 年沒有擴大，也沒有新的地方產生白斑），例如前面提到的穩定型分節型白斑，則可以考慮接受自體組織或細胞色素移植手術。目前有多種進行手術的方式，建議與專業醫師討論出適合自己的。

最後，仍有許多新興的治療正在研發試驗中，例如 Janus

kinase（JAK）抑制劑（抑制破壞黑色素細胞訊息路徑的其中
一個環節）（美國FDA已核准一種外用JAK抑制劑ruxolitinib
於非分節型白斑的成人和12歲以上兒童的短期和間歇性使用
）、afamelanotide（α-melanocyte stimulating hormone， 一
種刺激黑色素細胞荷爾蒙的相似物）等。

居家護理

保護皮膚，避免皮膚受傷、摩擦，
避免接觸化學物質刺激。

保持心情愉悅。

注意事項

其實白斑對於一個人的影響，不只是外觀的美醜，在心
理上也可能造成很大的衝擊。他們可能受到社會歧視，
承受周遭異樣的眼光、甚至遭到排擠，自尊心和自我認
同受到打擊，同時影響生活品質。

提醒大家，不要對這些患者有所誤解，了解這個疾病，
適時的提供適當的治療是非常重要的。

7

天疱瘡和類天疱瘡
——自體免疫水泡疾病

● **尋常型天疱瘡**

　俗稱病名｜水泡病

　專業學名｜天疱瘡

　好發對象｜50～70歲

　好發部位｜任何部位皮膚、口腔黏膜

● **大疱型類天疱瘡**

　俗稱病名｜水泡病

　專業學名｜類天疱瘡

　好發對象｜60～80歲

　好發部位｜肚子、四肢皮膚皺摺處

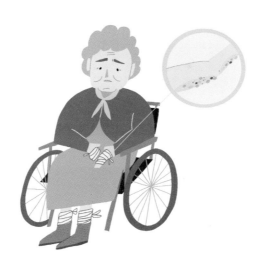

一位84歲的奶奶坐著輪椅被推進診間，手腳都被紗布包裹著。

「醫生～我外婆不知道怎麼了，這個禮拜開始身體長了很多水泡，到處都破皮！」

我稍微掀開紗布，看到大大小小、不容易搓破的水泡，同時有一些紅色斑塊。「請問外婆有覺得癢嗎？還是痛呢？」

「癢喔，好多破皮都他自己抓破的。」

「了解，那請問她有中風過或有帕金森氏症嗎？」

「醫生你怎麼知道，外婆幾年前中風過，上禮拜還得了感冒有輕微肺炎。」

「她的狀況比較像類天疱瘡，是一種水泡病，我們先幫她抽血，也建議做個皮膚切片可以更確定診斷喔！」

天疱瘡和類天疱瘡的症狀

自體免疫水泡疾病是以水泡或破皮為表現的慢性皮膚病，可能影響皮膚或黏膜。最常見的兩種為天疱瘡（Pemphigus）和類天疱瘡（Pemphigoid）。

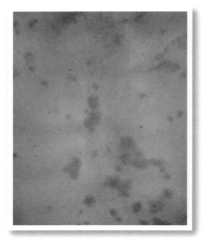

天疱瘡

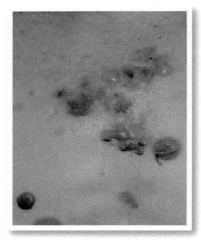

類天疱瘡

常見的天疱瘡有兩種，尋常型天疱瘡（Pemphigus vulgaris）和落葉型天疱瘡（Pemphigus foliaceous）。在尋常型天疱瘡的病人，皮膚上可以看到鬆弛的水泡，口腔黏膜也會破皮；落葉型天疱瘡則不會影響口腔，皮膚上可以看脆弱的水泡和破皮。

大疱型類天疱瘡（Bullous pemphigoid）是最常見的類天疱瘡類型，我們一般說的類天疱瘡就是在講它。常先在皮膚上看到發癢的紅色斑塊，之後在斑塊上冒出繃緊的水泡，比較少影響口腔黏膜。天疱瘡的病人通常比較年輕，在台灣，年紀落在50～70歲之間；類天疱瘡的病人則通常60歲以上，也有比較特別的類型發生在小孩身上。

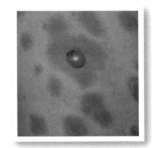

人體內產生攻擊自體上皮細胞的抗體造成的

自體免疫水泡疾病是因為人體內產生攻擊自體上皮細胞的抗體而造成的；攻擊的目標不同，就會形成不同深度的水泡、表現出不同的臨床樣貌。

如果攻擊的目標為角質細胞之間的橋樑──橋粒蛋白（Desmoglein），在角質細胞間產生裂解，那麼就會形成比較淺、鬆弛、易搓破的水泡，也就是天疱瘡的水泡。有時裂解

的部位比較靠近表面，還來不及形成水泡就破掉了，在臨床上就會只會看到破皮而沒有水泡。

　　如果攻擊的目標為基底角質細胞與基底膜之前的橋樑——半橋粒體（Hemidesmosome），在基底角質細胞和基底膜之間產生裂解，那麼就會形成比較深、緊繃、不易破的水泡，也就是類天疱瘡的水泡。

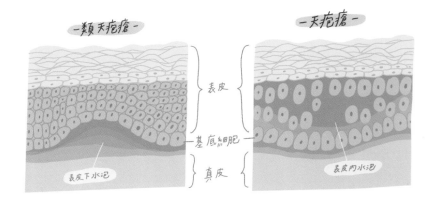

這些病人身上也常有的疾病

　　雖然還沒找到身體產生攻擊自己上皮細胞的抗體的原因，臨床上我們發現這些病人有一些相似處。

　　天疱瘡的病人常同時有胸腺瘤或重症肌無力的狀況；這些病人患有自體免疫甲狀腺疾病、類風濕性關節炎或第一型糖尿病的機率也比較高。

　　類天疱瘡的病人在發病前，很常有神經相關的疾病，例如失智、中風、帕金森氏症等等。

自體免疫水泡病怎麼診斷？

　　自體免疫水泡疾病的標準診斷，是要透過觀察顯微鏡下的皮膚新鮮水泡切片，配合免疫螢光染色或抽血量測體內是否有自體抗體存在。

　　天疱瘡的水泡形成在表皮角質細胞之間，血液中可以測得對抗角質細胞間物質的自體抗體；類天疱瘡的水泡形成在基底角質細胞和基底膜之間，血液中可以測得對抗基底膜的自體抗體。

診斷後怎麼治療？

　　自體免疫水泡疾病的治療不外乎免疫抑制劑的使用。天疱瘡通常較難治療，病程拉得較長；類天疱瘡則相對比較好控制。最常使用的免疫抑制劑為類固醇（corticosteroids），天疱瘡的病人通常需要比較高的劑量，也可以搭配其他免疫抑制劑，例如硫唑嘌呤（azathioprine）、黴酚酸（mycophenolate mofetil）、氨甲蝶呤（methotrexate）等的使用。也可以靜脈輸入免疫球蛋白，去中和體內過多的抗體。

　　2018 年以來，有一個治療的新選擇為「莫須瘤」（Rituximab），此藥的作用為攻擊體內的免疫 B 細胞，阻止它們繼續分化成製造抗體的漿細胞。（詳見第四章之 3）

　　比較輕微，範圍沒有那麼廣的類天疱瘡，以塗抹外用高效度的類固醇來治療，有的病人的疾病便可以得到控制，也可以降低長時間使用內服類固醇的副作用。若範圍較廣、控制不佳，則可以使用低劑量的內服類固醇來治療，隨著疾病改善調低劑量，也可以搭配前述其他免疫抑制劑的使用來治療。

居家護理

1. 盡量不要破壞水泡。
2. 傷口換藥，避免細菌感染。

8

紅斑性狼瘡
——自體免疫結締組織疾病

俗稱病名 | 紅斑性狼瘡
專業學名 | 全身性紅斑性狼瘡
Systemic lupus erythematosus（SLE）
好發對象 | 20~40歲女性
好發部位 | 臉部、太陽曝曬部位

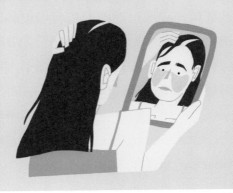

> 麗華是一位32歲女性，懷孕多次都早期流產，後來臉
> 上皮膚出現蝴蝶斑、頭皮上出現盤狀紅斑伴隨落髮，
> 也有腎臟發炎、血小板以及白血球低下狀況，最後她
> 被診斷全身性紅斑性狼瘡，合併有抗磷脂質症候群。

　　全身性紅斑性狼瘡（Systemic lupus erythematosus, SLE）可以影響全身各個的器官，大部分患者的症狀是陸續出現的，皮膚也不例外，如果對皮膚症狀的觀察夠敏銳，有助於提早診斷。

症狀大都是陸續出現的

　　全身性紅斑性狼瘡最典型的皮膚表現為臉部雙側臉頰跨越過鼻樑的蝴蝶斑。"Lupus"在拉丁文中是「狼」的意思，因為蝴蝶斑看起來好像被狼咬過的樣子，所以稱為紅斑性狼瘡。這也是急性皮膚型紅斑性狼瘡（Acute cutaneous lupus erythematosus, ACLE）最常見的表現。皮膚型紅斑性狼瘡（Cutaneous lupus erythematosus, CLE）可以大致分為急性、亞急性（Subacute, SCLE）和慢性（Chronic, CCLE）。這樣的分類和病灶的持久性相關，與出現的先後順序無關。

急性皮膚型紅斑性狼瘡（ACLE）出現的時間較短暫，常在陽光曝曬後，病灶消失後通常不會留下疤痕；慢性（CCLE）較持久且容易造成永久性的疤痕；有光敏感性，但可能留下疤痕，病灶持久性介於兩者之間的則為亞急性（SCLE）。最常見的CCLE為盤狀紅斑（Discoid rash），顧名思義，是像圓盤形狀的紅色斑塊，容易發生在臉、頭皮和耳朵，若發生在頭皮上，常伴隨該處皮膚的落髮。亞急性的病灶常發生在側臉、上胸、上背和上手臂外側等容易照到陽光的地方，典型型態為環狀伴隨脫屑的紅疹。

在SLE病人身上，除了蝴蝶斑，也常看到盤狀紅斑和落髮的狀況，另外也會伴隨一些全身症狀，包括低燒、關節痛、腎臟發炎（稱為狼瘡腎炎）等。

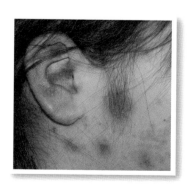

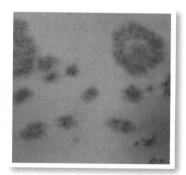

免疫系統針對自身細胞核的成分產生抗體

紅斑性狼瘡發生的原因為，人體免疫系統針對自身細胞核的成分（去氧核醣核酸、磷脂質等）產生抗體，這些成分和在血液中產生的免疫複合體，在皮膚和其他器官中沉積，活化了補體，產生發炎反應，造成症狀。

至於為什麼會產生自體抗體、為什麼被活化，目前認為是基因和環境交互作用的結果，後者包含了紫外線、藥物、抽菸等。

臨床診斷和免疫診斷

最新的全身性紅斑性狼瘡的診斷標準分為臨床診斷和免疫診斷兩大類，臨床診斷有11項，免疫診斷有6項，若符合至少4項標準，其中包括至少1項臨床以及至少1項免疫標準，則可以診斷 SLE。

11項臨床標準包含急性皮膚型紅斑性狼瘡、慢性皮膚型紅斑性狼瘡、口腔潰瘍、非疤痕性落髮、關節炎、漿膜炎（胸腔膜、心包膜等）、腎炎（蛋白尿、血尿）、神經 / 精神系統疾病、溶血性貧血、白血球或淋巴球低下和血小板低下。

皮膚型紅斑性狼瘡可以藉由皮膚切片以及免疫螢光染色協助確定診斷。免疫標準包含抗核抗體（ANA）指數升高、抗雙股去氧核糖核酸（Anti-dsDNA）抗體指數升高、陽性的

抗Sm核抗原（Anti-Sm）抗體、陽性的抗磷脂質抗體、補體（C3, C4, CH50）低下和在沒有溶血性貧血的狀況下直接庫氏測驗（Direct Coomb's Test）陽性。

因SLE的病程拉得很長，並不是所有症狀都會同時出現，在病程中的任一個時間點出現的症狀都可以列入診斷標準。

治療和照護同等重要

皮膚型紅斑性狼瘡最常使用的治療為外用類固醇，若病灶較深厚，可以使用病灶內注射類固醇。當然避免日照、防曬是同等重要的。

若外用藥物反應不佳或是有全身性紅斑性狼瘡的症狀，可考慮投以全身性藥物，最常使用的為抗瘧疾藥奎寧（hydroxychloroquine）；若仍效果不佳，可以選擇其他全身性用藥，包含磺胺類藥物sulfasalazine、A酸、thalidomine、dapsone、免疫抑制劑如mycophenolate mofetil、azathioprine、methotrexate等。（詳見第四章之2）

防曬

大部分的皮膚型紅斑性狼瘡都具有光敏感性，所以做好防曬對保養格外重要！

9

皮肌炎
——自體免疫結締組織疾病

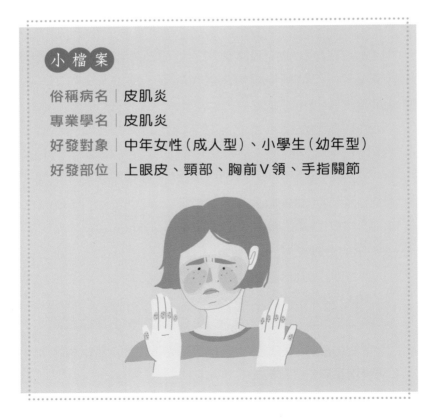

小檔案

俗稱病名｜皮肌炎

專業學名｜皮肌炎

好發對象｜中年女性（成人型）、小學生（幼年型）

好發部位｜上眼皮、頸部、胸前 V 領、手指關節

文卿是一位40歲女性，因為臉部雙頰發紅持續了幾個月的時間來到門診，同時上臂和大腿也出現紅疹。再仔細看了一下她的雙手，發現手指指背關節處有一顆顆紫紅色的丘疹，便問她有沒有肌肉無力的特別症狀？她說，最近開始覺得洗完澡吹頭、梳頭時手舉起來都特別沒力氣。幫她做了皮膚切片，結果出來符合皮肌炎的變化。後續安排了抽血和全身性的檢查，確診了乳癌。

皮膚和肌肉都有症狀

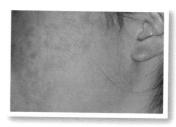

皮肌炎顧名思義，就是有皮膚和肌肉症狀。典型的皮膚表現有：上眼皮或眼周皮膚呈現粉紫色可能伴隨水腫的狀況，稱為向陽疹（Heliotrope sign），手背指關節處伴隨苔蘚化的紫紅色丘疹叫做Gottron氏丘疹（Gottron papules），這些疹子也可能長在手肘或膝蓋，稱為Gottron氏徵（Gottron sign）。

還有另一個特徵是皮膚異色病（Poikiloderma），指的是皮膚萎縮伴隨色素沉著或缺失和血管擴張呈現粉紅底色的表現，典型發生在頸部和前胸V領的稱為V-neck sign，呈現披

肩狀的分佈稱為Shawl sign，臉部雙頰耳前也可能有這樣的表現。

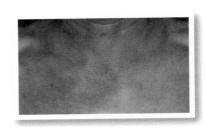

在雙側大腿發出的瀰漫性紅疹稱為Holster sign。這些疹子通常奇癢無比，也常因光照惡化或反覆發作。另外在指甲邊緣的皮膚也可以有微血管擴張的表現。

幼年型的皮肌炎比較常容易有皮膚鈣化的變化。

典型的肌肉表現為雙側近端肌肉無力（三頭肌、股四頭肌）和吞嚥困難。肺部可能出現瀰漫性間質性纖維化，造成乾咳和呼吸困難。皮膚症狀常出現在肌肉症狀之前，也有單純只有皮膚表現的非典型——無肌病型皮肌炎。

腫瘤相關性

成年人在罹患皮肌炎的一到三年內，體內同時有腫瘤的機率為15~25%，診斷三年後機率則回復到普遍值，而幼年型皮肌炎不存在這種相關性。

最常見的為卵巢癌和大腸癌，在東南亞最常見的是鼻炎癌。其他常見癌症包括乳癌、肺、胃、胰臟和淋巴癌。因此確診皮肌炎的成年人，建議針對這些癌症做適當的抽血篩檢與檢查。

病患血清中常發現各種自體抗體

皮肌炎真正的發病原因仍不清楚，目前認為是基因與環境誘發造成自體免疫系統失調的表現。環境誘發可能包含腫瘤、藥物或感染病原。在皮肌炎病患血清中常發現各種自體抗體，包括抗核抗體和肌炎特異抗體。

要做哪些檢查來診斷？

可以分為皮膚和肌肉兩個部分進行，針對懷疑皮肌炎的疹子做皮膚切片；肌肉的部分，觀察檢查是否有四肢近端肌肉無力的現象、抽血看肌肉酵素是否有升高的狀況、做肌電圖看是否有肌源性的變化或做肌肉超音波或核磁共振和做肌肉切片看是否有發炎細胞浸潤、肌肉萎縮壞死等變化。

若肌肉符合 4 項中的 3 項標準，加上典型皮膚症狀，就可以診斷皮肌炎。若僅有皮膚症狀，則可先當作無肌病型皮肌炎。

上述兩種病人都須接受全身性檢查，看是否有其他器官受到影響，包括肺功能檢查、心電圖、吞嚥是否異常等，成年人也要做相關的腫瘤檢驗檢查，也需檢驗是否合併其他自體免疫結締組織疾病。

先用類固醇治療

皮肌炎怎麼治療呢？如果確定有肌肉發炎，最常使用的是全身性的類固醇，隨著肌肉酵素下降慢慢減量，若控制良好，類固醇用量一般約半年可以減半，2～3年可以停藥；若較難控制，可以將類固醇逐漸轉換成其他非類固醇類的免疫抑制劑，如azathioprine、methotrexate等。

皮膚病灶相較全身性的控制是更有挑戰性的，很常遇到病人的肌肉症狀已經控制了，但皮膚並未痊癒。若只有皮膚症狀，最常使用的為外用類固醇和外用鈣調磷酸酶抑制劑（topical calcineurin inhibitor）（詳見第四章之1），也可搭配口服奎寧（hydroxychloroquine）或低劑量的methotrexate。（詳見第四章之2）

居家照護

皮肌炎的皮膚病灶多有光敏感性，建議要加強防曬唷！

10

嚴重型皮膚藥物不良反應

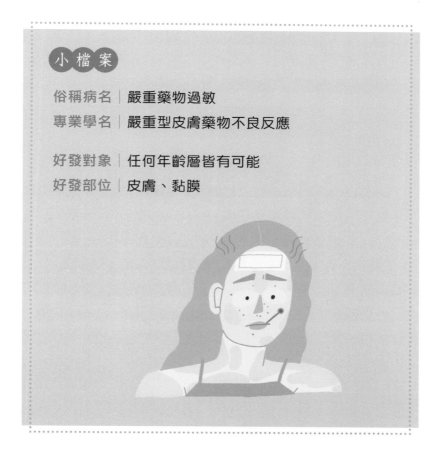

小 檔 案

俗稱病名｜嚴重藥物過敏

專業學名｜嚴重型皮膚藥物不良反應

好發對象｜任何年齡層皆有可能

好發部位｜皮膚、黏膜

蕙蕙是一個23歲女孩，這幾天開始發燒，在臉、身體、四肢都出現紅疹，而且有臉部紅腫的狀況。來到急診，發現燒到39.5度，抽血有白血球增多、嗜伊紅性血球過多、異型淋巴球血症的狀況，另外還發現肝炎，各項肝指數都有上升的情形。經由問診，發現她為了治療臉上頑固的青春痘，兩個月前開始服用磺胺類藥物Baktar，馬上請她暫時不要服用。

可怕的症狀

嚴重型皮膚藥物不良反應為藥物引起的致命性罕見疾病，包括史帝文森氏強生症候群〔Stevens-Johnson syndrome（SJS）〕、毒性表皮溶解症〔Toxic epidermal necrolysis（TEN）〕、藥物疹合併嗜伊紅血症和全身症狀〔Drug reaction with eosinophilia and systemic symptoms（DRESS）〕以及急性廣泛發疹性膿疱症〔Acute generalized exanthematous pustulosis（AGEP）〕。

SJS 發生的前一到三天，大部分的病人會出現發燒、喉嚨痛、眼睛刺痛等的狀況，接著出現皮膚和黏膜的病灶。一開始常是紅色的斑塊，而後中央出現灰黑色的變化合

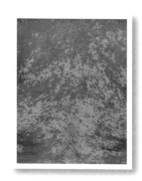

併水泡及皮膚壞死，全身上下的皮膚都可能出現。

　　90％的患者皆有多重性的黏膜潰瘍，不僅在眼結膜、口腔及生殖器黏膜，也可能在肺部氣管、支氣管與腸胃道黏膜。在一些嚴重的案例中，黏膜潰瘍病變甚至會造成患者無法正常進食、肺部阻塞、呼吸困難、眼角膜上皮壞死而失明的情形。

TEN 和SJS的差別在於皮膚壞死的範圍，若皮膚壞死超過體表面積的30％，則稱為毒性表皮溶解症；小於10％，即為SJS；介於10～30％，為重疊症候群。壞死的範圍愈大，可以想像成大面積的燒燙傷，全身水分散失、電解質不平衡，容易出現敗血性休克、多重器官衰竭等狀況，死亡率愈高。一般SJS的死亡率約5～10％，TEN則高達40～50％。

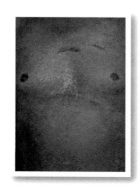

DRESS 的主要表現為發燒和全身性廣泛的紅色丘疹，這些紅色丘疹可能會進展成紅皮症（Erythroderma，體表面積＞90％皆紅疹）或變成紫斑（purpura），在疾病的後期通常會有脫皮的狀況。

　　除了發燒和紅疹，也可能有臉部紅

腫、淋巴結腫大的狀況；血液也可能受影響，例如嗜伊紅性血球過多、白血球增多、異型淋巴球血症；內臟器官也可能因嗜伊紅球的浸潤而發炎，最常見的為肝炎，其他包含腎炎、心肌炎、肺炎、甲狀腺炎等等，甚至連腦炎都可能發生。

AGEP 相較於前面提到的疾病，通常嚴重度較輕微。常見的表現為發燒和身體軀幹及四肢，尤其是皮膚皺摺處，出現紅腫斑塊伴隨數百到數千個針頭大小的膿皰，膿皰消失後常會有脫屑的狀況；血液受到的影響，包括白血球增

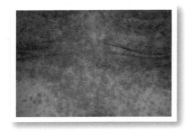

多、嗜中性球增多，也可能影響內臟器官，包含肝炎、腎炎或肺炎。AGEP 雖然疾病進展快速，但通常停止使用可能的過敏藥物後，幾天內就會改善。

發病原因可能和藥物代謝造成的免疫反應有關

　　嚴重型皮膚藥物不良反應發生的詳細機制現在還不是很明確，目前被認為是和藥物代謝造成的免疫反應有關。藥物被人體吸收分解後，進入抗原呈現細胞，經由抗原呈現細胞傳遞抗原激活胞殺性 T 細胞。這些活化的胞殺性 T 細胞進而攻擊了我們的皮膚和黏膜。

　　引起SJS／TEN常見的藥物包括抗癲癇藥物（例如 carba-mazepine、phenytoin 等）、降尿酸藥物（allopurinol）、抗生素及非類固醇抗發炎止痛藥；引起DRESS的包括抗癲癇藥物（例如 carbamazepine、phenytoin、phenobarbital等）、降尿酸藥物（allopurinol）、磺胺類藥物〔例如 dapsone、sulfa-salazine、sulfamethoxazole-trimethoprim（baktar）等〕及非類固醇抗發炎止痛藥；引起AGEP的包括抗生素（β-lactams、macrolides、quinolones）、抗癲癇藥、鈣離子通道抑制劑（diltiazem）、磺胺類藥物和抗黴菌藥物。

接受有些可能會皮膚嚴重過敏反應的藥物前先進行HLA基因檢測

　　然而不是每個人都會對這些藥物過敏，近幾年研究發現，會發生過敏和基因有些關聯。某些藥物過敏和人體內細胞上「主要組織相容性複合物」（Major Histocompatibility Complex, MHC）的特定基因相關。

　　在台灣，SJS/TEN相關的基因包括和抗癲癇藥物Carba-mazepine的HLA-B*15：02和降尿酸藥物Allopurinol的HLA-B*58：01。而磺胺類藥物如Dapsone造成的DRESS，在亞洲和HLA-B*13：01相關；Allopurinol造成DRESS也和HLA-B*58：01相關；Carbamazepine造成的DRESS則和HLA-A*31：01

相關。MHC的功用即為傳遞抗原激活胞殺性T細胞，和目前認為造成藥物過敏的機制是相符合的。

在使用這些藥物前，進行HLA基因檢測，可以避免嚴重型皮膚藥物不良反應的發生。

診斷看症狀的產生和服用藥物的關聯

要診斷嚴重型皮膚藥物不良反應最重要的是，症狀的產生和服用藥物的關聯。這類的藥物過敏不會在吃藥後立即發生，SJS／TEN通常在服用藥物後 1～4 週、DRESS為 2～6 週、AGEP則較快，約 1～2 天內。

確定藥物關係後，可以抽血檢驗血液是否異常，以及初步檢驗是否有其他內臟器官受到影響；皮膚切片也可以幫助確定診斷。

另外，可以針對懷疑的藥物進行體外淋巴球藥物活化試驗，意即在體外以藥物刺激培養，偵測 T 細胞活化的狀況，若有明顯上升，則表示病患血液中帶有藥物過敏的記憶 T 細胞。LTT的敏感度一般介於40～80％，與不同藥物的特性有關；因此當LTT結果為陰性，也不能完全排除藥物過敏的可能，藥物病史的關聯仍是最重要的。

也可以考慮在急性期過後，進行藥物貼布測試（詳見第三章之4），找出可能過敏的藥物。

另外，藥物過敏的疹子也需要與病毒疹或其他免疫疾病的疹子做區分，並不是身體長疹子和有服用懷疑的藥物，就一定是藥物疹，是需要經過醫師專業判斷的。

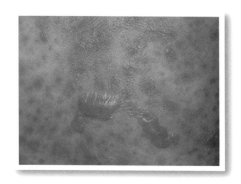

治療先找出可能對什麼藥過敏並且馬上停用

首先最重要的是，仔細回顧藥物史，找出可能對什麼藥過敏並且馬上停止使用它，也建議避免其他可能造成過敏的高危險藥物。給予支持性療法，包括體液、電解質、營養的補充；不建議大面積清創，要好好照顧傷口避免後續感染。

若遇大面積的皮膚壞死，建議轉介至隔離病房或燒燙傷病房進行全面性的照護。也建議照會眼科醫師，檢查眼角膜是否有受損並及早治療。

至於藥物療法，其目的為抑制體內免疫反應，目前並沒有任何一種治療方式被認為是絕對有效，常使用的為全身性類固醇、其他全身性免疫抑制劑（cyclosporin, cyclophos-phamide等）、抗腫瘤壞死因子製劑（anti-TNF α）及靜脈注射免疫球蛋白。

居家照顧

_皮膚保養：_急性期過後，皮膚會開始有大面積脫皮，此時好好保養皮膚格外重要。除了洗完澡後全身塗抹乳液，一天當中也建議多補個兩、三次，想到就可以擦。

注意事項

_避免再度使用相同藥物！非常重要！_大多數的藥物過敏再次發生都會比第一次嚴重，而且會一次比一次嚴重。光靠記憶力常常不夠，常常記不清楚或講不清楚，也可能在看病時忘記和醫生提起。不論是健保卡註記或是準備過敏藥物小卡和健保卡放一起，都是可以確保不再使用到相同藥物的方式。

固定型藥物疹（Fixed Drug Eruption, FDE）

雖然不屬於SCARs，固定型藥物疹也是其中一種藥物過敏的類型，是吃藥後過敏，產生容易在「固定位置」反覆發作的疹子。一開始可能只是紫紅色斑塊，沒有

痛、癢等症狀，可能起水泡或破皮，幾天到幾週後形成色素沉澱的斑塊。

FDE好發在手、腳和黏膜（嘴唇、舌頭、上顎、生殖器）。發作特性為每次發作距離吃藥的時間一次比一次早；發作部位可能一次比一次多；嚴重程度可能一次比一次厲害。這也是為什麼來醫院確定診斷時，通常都不是第一次服用該藥物。常見的藥物包含止痛藥類（普拿疼、非類固醇類抗發炎藥、含阿斯匹靈等）。

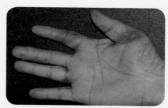
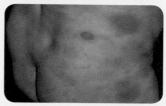
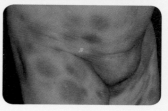

治療首要重點仍為察覺可能過敏的藥物並馬上停用，盡快就診皮膚科，給予症狀治療藥用，好好照顧傷口，通常病症沒有SCARs來得嚴重，比較少需要用到全身性免疫抑制或調節劑。

第四章

調節皮膚
免疫功能的方式

1

由外在調節説起

由外調節皮膚免疫功能

當我們的免疫功能失調，有什麼方法可以幫助它正常呢？
我們先從外在調節開始談起。

外用類固醇（Topical Corticosteroids）

外用類固醇可以說是皮膚科最常使用的外用藥物，它能
有效抑制免疫反應、降低發炎反應，藉由降低細胞激素和腫
瘤壞死因子等介質的合成或活化，影響免疫發炎細胞的分化
、增生和活化，對 T 細胞的抑制尤其顯著，在前述免疫疾病
（乾癬、異位性皮膚炎、白斑、圓禿⋯等）的治療中，都可
以發現它的角色。

它還有抑制增生的功能，藉由抑制 DNA 的增生和分裂，
抑制皮膚角質細胞的增生，同時降低纖維細胞的活性、減少
膠原蛋白的分泌，這可以部分說明外用類固醇對於一些表皮
增厚或脫屑皮膚疾病，例如乾癬、異位性皮膚炎等的治療效
果。另外它還有使血管收縮的功能，因此也有退紅的效果。

外用類固醇強度分為 7 個等級，劑型種類也非常多，包括乳膏、乳霜、凝膠、水劑、泡沫…等，建議使用前諮詢專業醫師，針對病灶的嚴重程度和使用部位，選擇適合的強度與劑型。

副作用

長期使用外用類固醇可能產生的副作用有：

- **皮膚萎縮（Skin atrophy）**：包含表皮層（角質細胞）和真皮層（膠原蛋白）的萎縮，我們可以觀察到皮膚血管擴張、容易瘀青產生紫斑，甚至是不規則的萎縮假性疤痕或潰瘍。
- **痤瘡樣反應（Acneiform reaction）**：常發生在臉上，外用類固醇導致的酒糟、青春痘、口周炎，皆屬此類
- **色素缺失（Hypopigmentation）或沉著（Dyspigment-ation）**
- **多毛症（Hypertrichosis）**
- **感染（Infection）**：外用類固醇可能加劇皮膚細菌或黴菌感染，使用之初，可能因為降低了發炎反應，讓皮膚看起來有比較好了，但事實上沒辦法治療好感染唷！若遇到皮膚炎與感染並存的狀況，記得在使用外用類固醇的同時治療感染。

● **過敏型接觸性皮膚炎（Allergic contact dermatitis）：**
當使用外用類固醇來治療原先應該會改善的皮膚炎，如
果沒有改善、反而變得更嚴重，或是樣子變得不一樣了
，就要考慮是不是對外用類固醇過敏。一項研究發現，
有10.69％的人至少對一種外用類固醇過敏，也就是說
每10個人就有1個人會過敏，機率其實不是那麼的低。
至於是對類固醇本身或是對佐劑過敏，就要經由貼膚測
試來判斷了。（詳見第三章之4）

外用鈣調磷酸酶抑制劑
（Topical Calcineurin Inhibitors）

外用鈣調磷酸酶抑制劑可以做為外用類固醇的替代藥物
，防止長期使用外用類固醇產生副作用。它的作用機轉為，
抑制細胞中的鈣調磷酸酶，進而抑制 T 細胞的話活化，阻斷
一系列發炎性細胞激素（IL-2, IL-3, IL-4, TNF-α, IFN-γ,
GM-CSF…等）的製造。

副作用

外用鈣調磷酸酶抑制劑除了初使用時的灼熱感，目前研
究並未發現其他顯著的副作用。此灼熱感在使用後約持續15

～20分鐘，不適的程度及時間長度一般會在使用4天後顯著下降。

外用磷酸二酯酶4型（PDE-4）抑制劑（Crisaborole）

　　2021年起，台灣治療異位性皮膚炎的外用藥膏多了非類固醇類的新選擇。研究發現，在發炎的皮膚中，磷酸二酯酶4（PDE-4）的活性是過高的，間接造成許多發炎性細胞激素的增加，造成異位性皮膚炎的症狀。

　　Crisaborole是一個PDE-4的抑制劑，可以有效降低皮膚內PDE-4的濃度，發炎性細胞激素隨之減少，進而使病灶消除並減輕癢感。

副作用

- **灼熱疼痛感**：約2.3％的發生率，不適的症狀通常在1天內即緩解。
- **皮膚感染**：約1.2％的發生率，若發生此狀況須先停藥，治療好感染。
- **皮膚炎變嚴重**：約3.1％的發生率，若發生此狀況要注意是否為過敏型接觸性皮膚炎，即不適合使用此藥膏。有些病人也可能發生接觸性蕁麻疹。

外用 JAK 抑制劑

　　JAK（Janus Kinase）是當今免疫界很火紅的主角，臺灣已經有多款口服JAK抑制劑上市；外用JAK抑制劑是否也有效果的試驗，亦正如火如荼的進展中。針對異位性皮膚炎的治療，其中一種Ruxolitinib乳霜已在美國核准上市，另一種Delgocitinib乳膏則在日本核准上市。

　　JAK是細胞激素產生作用的訊息傳遞路徑中重要的激酶，可以活化多條和發炎、癢感相關的反應。JAK家族的成員有四個，JAK1、JAK2、JAK3和TYK2，藉由在激素受體上互相配對或結合發揮作用，活化不同的路徑。JAK抑制劑與JAK結合，便可抑制這些JAK活化的反應。

　　Ruxolitinib可以抑制所有的JAK，delgocitinib則抑制JAK1和JAK2。在美國，ruxolitinib乳霜目前適用於輕度到中度異位性皮膚炎的成人及12歲以上的兒童的短期（8週內）和間歇性使用，也適用於同樣年齡區間的非分節型白斑（Nonsegmental vitiligo）病人；主要副作用為鼻咽炎。

　　在日本，delgocitinib乳膏核准使用於任何嚴重程度異位性皮膚炎的成人及2歲以上的兒童；主要副作用為鼻咽炎、頭痛以及塗抹部位的毛囊炎或青春痘。

　　針對外用ruxolitinib和delgocitinib使用於圓禿（Alopecia areata、Alopecia totalis）和外用Ruxolitinib使用於乾癬的試

驗也都在進行中。

外用 AHR 調節劑

　　大家對芳香烴接受體（Aryl Hydrocarbon Receptor, AHR）可能比較陌生，它是一個具有配體依賴性（ligand-dependent）的轉錄因子（意思是它必須與某個物質結合才能發揮作用），可以調節許多細胞中的基因表現，包括免疫細胞和上皮細胞。

　　AHR可以接受的配體非常廣，來源包括內生性、飲食、環境和微生物。取決於不同配體的特性，與AHR結合後可能誘發或抑制不同基因的表現，在不同組織中產生多樣性的生物反應。由此可知，AHR調控的反應相當多元和複雜，而它在調節發炎反應和維持皮膚穩定狀態中所扮演的角色，讓它具有可以治療皮膚疾病的潛力。

　　Tapinarof 是偶然被發現，源自於細菌共生體所產生的天然小分子。與AHR結合後，可以抑制原本在乾癬和異位性皮膚炎過於活化的免疫反應、誘發原本過於低落的角質分化相關皮膚屏障基因的表現，使皮膚免疫反應、角質分化趨於正常，同時也可以降低氧化壓力，讓皮膚恢復健康的保護屏障。Tapinarof 乳霜已在美國核准使用於18歲以上的乾癬病人，最早在使用後 2 週就能看到顯著改善，而且效果在停藥

一個月後仍能維持；針對異位性皮膚炎的使用正在進行第三期試驗。

外用維生素 D 衍生物

外用維生素D衍生物的主要作用為，抑制表皮增生、促進表皮代謝和抑制發炎反應，主要用於治療乾癬。

台灣可見的相關藥物包含calcipotriol（如Daivonex得膚寧）和calcitriol（如Silkis施革欣）。合併外用類固醇（如Daivobet得膚寶或Xamiol絲玫歐）可以降低刺激感而且治療效果更好！總體來說，單純使用外用維生素D是可以長期使用有效，且副作用小且可避免的乾癬外用藥膏。

副作用

- 刺激灼熱感：約20％的發生率，尤其使用在臉部或皮膚皺摺處，因此建議避開。合併外用類固醇可降低不適。
- 高血鈣：每週使用超過100g時可能發生。

照光治療（Phototherapy）

照光治療是另一門大學問，可以藉由不同的機轉，治療不少疾病。

這裡，我們就針對皮膚免疫系統疾病來談，常用的波段

有紫外B光（UVB）和長波紫外A光（UVA1）。

它們最主要的作用（UVB較強）為增加白介素（interleu-kin）10（IL-10）和前列腺素E2（prostaglandin E2）的製造，使樹突細胞喪失抗原辨識的能力，進而抑制了T細胞的活化和反應。在一些T細胞過度活化的免疫疾病，例如乾癬和異位性皮膚炎，就有很大的幫忙。由於UVA1可以更有效降低白介素IL-4和細胞激素CCL17，因此在異位性皮膚炎惡化時特別有用。

而在白斑的治療，照光的作用目標是黑色素細胞（me-lanocyte），藉由刺激細胞角蛋白（cytokeratin）15和19，增加黑色素生成。這樣的效果在窄波紫外B光（narrow-band UVB，NB-UVB，波長308～313nm）或準分子雷射光（Ex-cimer laser，為308nm波長的紫外光）較為顯著。

照光治療（NB-UVB，UVA1）的注意事項

- 要保護好眼睛。
- 除了要治療的地方之外，都要以深色布覆蓋或擦足量防曬。
- 照光部位於照光前建議除了乳液或凡士林外，不要塗抹任何藥膏。
- 目前研究顯示不會增加罹患皮膚癌的機率。
- NB-UVB的治療也適用於小孩和孕婦，但在孕婦要注

意可能影響體內葉酸的濃度，建議可以定期抽血追蹤、適時補充。

● 照光的劑量是循序漸進的，一週約照 2～3 次，至少要 2～4 週才會有明顯的治療效果，所以一定要有耐心，切勿心急。

● 照光治療使用於老人家時，因隨著年幾增長、皮膚老化，光適應的能力（photoadaptation）也下降，建議降低起始劑量並減緩劑量增加的速度，以避免曬傷。

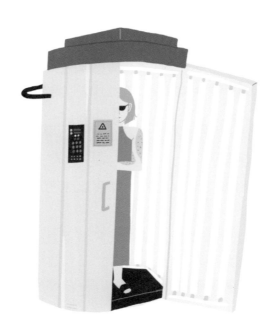

2

全身性免疫用藥（傳統用藥）

　　通常如果只靠外在的治療沒辦法改善免疫疾病，就會考慮合併全身性治療。藥物選擇有很多，這個部分我們挑選了一些常用在皮膚免疫疾病的藥物來討論。

口服類固醇（Systemic Corticosteroids）

　　前面提過外用類固醇，口服類固醇的作用為抑制發炎反應，它可以增加抑制發炎的細胞激素、減少促進發炎的細胞激素的產生。當遇到比較嚴重的皮膚炎，例如異位性皮膚炎急性發作、過敏型接觸性皮膚炎…等時，我們會使用短期的口服類固醇治療，通常不希望超過 3 週。在一些需要長期（幾個月、甚至幾年）控制的疾病，例如天疱瘡、類天疱瘡、紅斑性狼瘡、皮肌炎…等，若起初以類固醇治療，通常需要降低用藥劑量與頻率，並考慮轉換成其他非類固醇類藥物，以避免相關副作用產生。

副作用

短期使用口服類固醇可能產生常見的副作用有：

- 情緒浮動、焦慮、失眠
- 高血糖、食慾變好、變胖
- 周邊水腫、肌肉無力
- 長痘痘、月經異常
- 感染、傷口不易癒合

長期使用口服類固醇可能產生常見的副作用有：

- 骨質疏鬆 / 骨壞死
- 生長遲緩、白內障、肌肉病變
- 肥胖、高血糖、高血脂、低血鈣、低血鉀
- 高血壓、動脈粥狀硬化、胃潰瘍
- 感染：皮膚細菌、黴菌感染；伺機性感染
- 皮膚萎縮、血管擴張、血管脆弱、皮下出血、長痘痘、多毛症
- 壓力調控系統失調

環孢靈；新體睦（Cyclosporine, CsA）

　　為鈣調磷酸酶的抑制劑，進而抑制 T 細胞的活化，調節免疫反應。用於治療乾癬、異位性皮膚炎、嚴重型藥物過敏反應…等。因長期服用可能影響腎功能和造成副作用，一旦症狀獲得改善，建議要減低劑量或停藥。

禁忌症

- 腎功能不全
- 高血壓控制不良

可能產生的副作用

- 高血壓、高血脂、高尿酸
- 高血鉀、低血鎂
- 腎功能受損、腎間質纖維化
- 多毛症、牙齦增生、皮脂腺增生

氨甲蝶呤；滅殺癌除癌錠、治善錠
（Methotrexate, MTX）

為一種葉酸拮抗劑，抑制免疫活性旺盛細胞的DNA／RNA合成，可避免異常角質增生；另外還可以調節發炎反應。用於治療乾癬、異位性皮膚炎、圓禿、類天疱瘡、皮肌炎…等。

禁忌症和注意事項

- 懷孕、哺乳：哺乳時不建議服用；若要懷孕，女性至少停藥一個月經周期，男性至少停藥三個月。
- 肝臟疾病、過度飲酒、肝指數異常者
- 經腎臟排除，腎功能異常者使用須特別小心

可能產生的副作用

- 血球低下
- 肝功能指數上升：避免同時服用具肝毒性的藥物或是飲酒
- 腸胃不適、噁心、頭痛、食慾減退
- 光敏感

硫唑嘌呤；雅迅靈、移護寧、安思平
（Azathioprine, AZA）

　　主要作用為免疫抑制和抗發炎。它的活性產物6-TG，是嘌呤的相似物，進入細胞核中可以阻斷DNA/RNA的合成；它同時有抑制T細胞功能和B細胞產生抗體的作用。AZA是常見的類固醇替代藥物，用於治療異位性皮膚炎、類天疱瘡、天疱瘡、皮肌炎…等。

可能產生的副作用和注意事項

- 全血球低下
- 肝功能指數上升
- 非黑色素細胞癌皮膚癌
- 噁心、嘔吐
- TPMT或NUDT15酵素缺乏時，有較高的機率產生副作用
- 若同時使用降尿酸藥物 allopurinol、febuxostat…等，必須調低AZA劑量

口服 A 酸（Acitretin）

　　主要作用為調節免疫發炎反應、抑制角質過度分化，用於乾癬的治療，對全身性或掌蹠型膿疱型乾癬特別有效。但單獨使用效果不佳，常搭配照光療法，治療效果比單獨使用 A 酸或單獨照光都來得好。

可能產生的副作用和注意事項

- 皮膚乾燥、腸胃不適、落髮。
- 懷孕婦女不可使用、女性需停藥 2 年後才可懷孕，以避免畸胎風險。

羥氯奎寧（**Hydroxychloroquine**）

　　是一種抗瘧疾藥物，作用較複雜且還不是完全被了解。目前了解的主要作用為調控細胞免疫、抑制促發炎細胞激素產生。在皮膚科可用於治療全身性和皮膚性紅斑性狼瘡、皮肌炎、圓禿…等。

可能產生的副作用和注意事項

- 約 1/3 的病人會在小腿前側、臉部、上顎或甲床出現藍灰色色素沉澱。在停止治療後幾個月到幾年的時間可恢復。
- 約 1/10 的病人會出現髮根變白的狀況，也是可以恢復的。
- 約 1/10 ～ 1/5 的病人會出現皮膚紅疹，皮肌炎的病人比紅斑性狼瘡常見。
- 視網膜病變可能發生在連續使用 10 年以上的病人，使用羥氯奎寧者發生的機率比奎寧者低。建議使用的第一年做基本的視網膜檢查，再於連續使用 5 年後，每半年到一年追蹤一次視網膜狀況。
- 可能發生血球低下，但不常見。

氨苯碸（Dapsone）

為一種磺胺類的藥物，主要作用為抑制嗜中性白血球的
生長與作用。可用於輔助治療紅斑性狼瘡和免疫水泡疾病。

禁忌症

- 蠶豆症（G6PD 缺乏症）
- 對磺胺類藥物過敏
- 嚴重心肺疾病

可能的副作用

- 高鐵血紅蛋白血症
- 溶血性貧血
- 顆粒性白血球缺乏症
- 周邊神經病變
- 藥物過敏

3

常見的生物製劑

隨著免疫疾病的致病機轉研究得愈來愈深入，愈來愈多精準治療問世，生物製劑就是其中一種。生物製劑是由活生物體改造而成的抗體和蛋白質，透過與特定生物靶標（精準鎖定目標）的相互作用來調節免疫反應，達到治療疾病的效果。因為精準，所以比起傳統免疫調節藥物往往療效更佳，且副作用更少。

接下來分不同疾病，介紹目前有核准適應症的生物製劑。

乾癬

目前已知乾癬是因為皮膚的慢性發炎反應所造成的，與體內 T 細胞分化相關的細胞激素不平衡有關。乾癬患者因免疫失調造成 T helper 1（Th1）以及 T helper 17（Th17）這兩條免疫發炎途徑過度活化，產生疾病。而針對調控乾癬失調的發炎反應而發展出來的治療，包括以下的生物製劑：

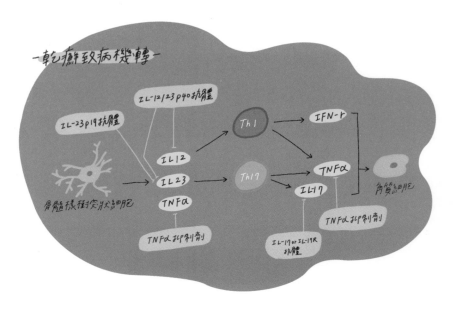

- **腫瘤壞死因子（TNF-α）抑制劑**：adalimumab（復邁），certolizumab（欣膝亞），etanercept（恩博）。
- **介白素 12/23（IL-12/23）抑制劑**：ustekinumab（喜達諾）。
- **介白素 17（IL-17）拮抗劑／抑制劑**：brodalumab（立美西膚），ixekizumab（達癬治），secukinumab（可善挺）。
- **介白素 23（IL-23）抑制劑**：guselkumab（特諾雅），risankizumab（喜開悅）。

　　不同的生物製劑適合於不同情況的患者，需要和自己的醫師討論最適合自己的治療。

全身膿疱性乾癬

　　全身膿疱性乾癬是一種罕見且嚴重的發炎性皮膚疾病，具有反覆的爆發期。爆發時的特徵為皮膚出現疼痛性且充滿膿液的小膿疱，而這些膿疱並非由細菌感染引起，而是皮膚免疫系統失調所導致，可能遍及身體的大部分區域。通常伴隨全身性症狀，如發燒、寒顫、疲勞、全身不適等症狀，對患者的身體和心理造成巨大的負擔。全身膿疱性乾癬的發炎反應和IL-36（介白素36）訊號傳遞路徑失調，導致嗜中性白血球聚集在皮膚的發炎反應有關。正常人體的IL-36訊號傳遞路徑藉由IL-36受器的促進劑和拮抗劑之間的互動調節，來維持免疫反應的平衡。當IL-36訊號傳遞失調，則會導致嗜中性白血球聚集的發炎反應以及膿疱的爆發，伴隨全身性的症狀。

　　Spesolimab（希蓓麗活）是一種新型的單株抗體生物製劑。他的作用機制是透過結合IL-36受體，來抑制IL-36訊號傳遞。藉由阻斷這一路徑，Spesolimab可以快速減少炎症反應和膿疱的生成，達到病情的控制和緩解。通常在靜脈注射後數天內即能改善患者的皮膚症狀。

異位性皮膚炎

　　異位性皮膚炎的發生和乾癬一樣與體內 T 細胞分化相關的細胞激素不平衡有關。但涉及的途徑並不相同。

　　異位性皮膚炎急性發炎時，過度活化的為 T helper 2（Th2），產生過多的IL-4，IL-13 和IL-31等，這些激素的影響也會持續到慢性發炎；而到了慢性發炎，逐漸轉換為以T helper 17（Th17），T helper 22（Th22）以及 T helper 1（Th1）過度活化的發炎反應。

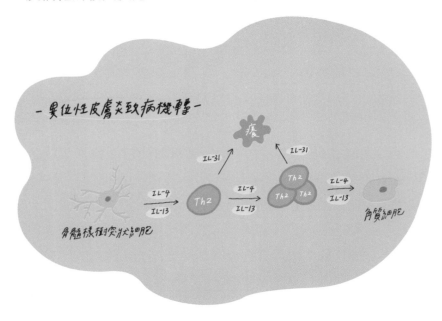

在台灣可使用的生物製劑為dupilumab（杜避炎）。它是一種可以精準阻斷免疫細胞傳遞訊號接受器 IL-4R α 的單株抗體，可以同時阻斷IL-4和IL-13 的作用。目前核准可以用來治療 6 個月以上小孩和大人的中重度異位性皮膚炎；6 歲以上有健保給付規範。

慢性自發性蕁麻疹

Omalizumab 是一種重組性人源化（recombinant humanized）IgG1單株抗體，可選擇性結合並降低游離 IgE 的血清濃度。它還下調肥大細胞、嗜鹼性粒細胞和樹突細胞上高親和力 IgE 受體的數量。這兩種機制限制發炎介質的釋放，並透過對樹突狀細胞的影響，減少 T 細胞的抗原呈現。

可以治療的疾病

Omalizumab被核准用於治療12歲以上的慢性自發性 ／特發性蕁麻疹（chronic spontaneous urticaria, CSU）患者和 6 歲以上的氣喘患者。除此之外，它在治療異位性皮膚炎（atopic dermatitis）、嗜酸性肉芽腫性多血管炎（eosinophilic granulomatosis with polyangiitis）、大疱型類天疱瘡（bullous pemphigoid）和肥大細胞增多症（mastocytosis）也有其效益。

治療效益

研究發現，omalizumab 對CSU有效。目前最有效的劑量是皮下注射300 mg/月，包括難以H1抗組織胺治療的CSU。然而，CSU的治療反應似乎與血清總IgE數值和體重無關。治療 6 個月後，通常會停用 omalizumab，觀察後續是否復發。若發生復發，可能需要更長的療程。

禁忌症

除了先前對omalizumab過敏外，沒有其他禁忌症。

不良反應

10～15%的患者會出現注射部位反應（紅腫、疼痛等）。最常見的嚴重不良事件是過敏反應，發生在0.1～0.2%的氣喘患者中，CSU患者目前只有一例紀錄。

尋常型天疱瘡

Rituximab是一種抗CD20的單株抗體，最初用於治療B細胞惡性腫瘤，但愈來愈廣泛地用於治療各種自體免疫疾病，天疱瘡就是其中之一。

CD20是一種在B細胞上表現特異性的跨膜糖蛋白，在分化成漿細胞時丟失。Rituximab與成熟B細胞表面的CD20

結合，導致這些細胞凋亡。它選擇性地消耗CD20+ B細胞，而不影響幹細胞或現有的漿細胞。在尋常型天疱瘡患者中，觀察到橋粒蛋白3（Desmoglein 3）特異性CD4+ T細胞減少、B細胞減少以及抗橋粒蛋白 3 抗體指數降低。

可以治療的疾病

　　除了尋常型天疱瘡，在治療其他自體免疫水泡疾病，包括落葉型天疱瘡、副腫瘤型天疱瘡、類天疱瘡、黏膜型類天疱瘡等，也有有效的案例。針對中度至重度難治療的尋常型天疱瘡，台灣自2020.11.01起有健保給付。

治療效益

　　多項研究指出，作為輔助治療，rituximab 使大多數難治療的尋常型和落葉型天疱瘡患者完全緩解。近期一項前瞻性、開放標籤、隨機試驗發現，與單獨使用類固醇治療相比，作為輔助治療，rituximab 可使更多患者在治療結束後獲得完全緩解。

禁忌症

　　對該藥物或其成分過敏者、B型肝炎帶原者以及患有心律不整、心絞痛、高腫瘤負荷或處於感染狀態的患者禁用rituximab。

不良反應

有發生過rituximab輸注後24小時內出現死亡的案例。這些死亡原因是輸液反應，包括缺氧、肺部浸潤、急性呼吸窘迫症候群、心肌梗塞、心室顫動和心因性休克。大約80%的死亡與第一次輸注有關。

接受rituximab治療的患者偶爾會出現嚴重型皮膚藥物不良反應，包括史帝文森氏強生症候群（SJS）和毒性表皮溶解症（TEN）。（詳見第三章之10）

也發生過進行性多灶性白質腦病變（progressive multifocal leukoencephalopathy）和B型肝炎病毒活化導致的猛爆性肝炎。

因此，rituximab的治療都須在住院中進行，由醫護人員密切觀察患者的狀態和反應。

4

小分子藥物：JAK抑制劑

什麼是 JAK ？

JAK 是一個酵素家族的總稱，包括JAK1、JAK2、JAK3 以及TYK2四種酵素。其英文全名是Janus kinases，因結構類似羅馬神話中的雙面神雅努斯Janus而得名。

在人體的免疫系統中，免疫細胞間的互相溝通至關重要。舉例來說，當面臨外界病原體入侵時，首先發現到的免疫細胞可以透過「細胞激素」來請求增援；而免疫細胞的複製、訓練與分化，也會仰賴外界「細胞激素」的指令。所以說免疫系統中的訊息傳遞大幅決定了免疫細胞的分化、成熟和集結作用。

所以在免疫發炎疾病裡，近年來新藥：生物製劑主要就是去阻斷「細胞激素」，讓不正常的免疫系統傳訊減弱，免疫細胞也就比較無法傷害自己的器官。

在這個傳遞訊息的過程中，JAK這個酵素扮演著關鍵角色。所有的免疫細胞接受到細胞激素的指令後，都會透過JAK

這個酵素的作用，讓細胞裡的DNA開始動作，包括複製、分化或集結。所以與其找出每個不同的細胞激素，分別耗時研發出針對性的藥物，或許直接抑制這個殊途同歸的JAK酵素更為直接！

『JAK-STAT 訊息傳遞』

那麼JAK是如何在細胞傳訊中作用呢？以異位性皮膚炎為例子，假設外界的細胞激素IL-4接上免疫細胞 T 細胞的受器後，會改變與受器相連JAK結構，在一連串作用後，使 T

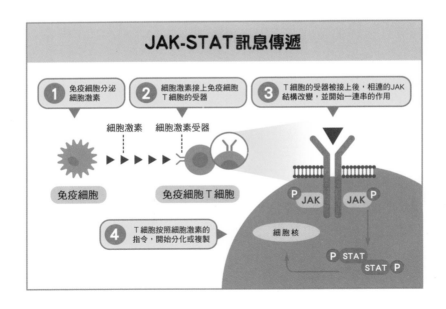

細胞開始照細胞激素的指令開始分化、或複製。

因此，只要藉由JAK抑制劑阻止JAK活化，T細胞即使接到訊號，也無法進行後續的作用。所以目前JAK抑制劑已經被證實可以有效治療中重度異位性皮膚炎！

JAK抑制劑有哪些？
在台灣分別核可用在哪些皮膚疾病？

商品名	作用標的	乾癬	異位性皮膚炎	圓禿
Baricitinib 愛滅炎	主要作用於 JAK1和JAK2		治療2歲以上適合接受全身性治療的中度至重度異位性皮膚炎病人	治療成人病人的嚴重圓禿
Upadacitiinib 銳虎	主要作用於 JAK1		治療患有中度至重度異位性皮膚炎，適合全身性療法的成人及12歲（含）以上青少年	

商品名	作用標的	乾癬	異位性皮膚炎	圓禿
Abrocitinib 喜續果	主要作用於 JAK1		適用於治療12歲以上患有中度至重度異位性皮膚炎且適合接受全身性治療的病人	
Ritlecitinib 立服樂	主要作用於 JAK3/TEC			12歲以上嚴重圓禿
Deucravacitinib 舒停復	主要作用於 TYK2	適用全身性療法或光照療法的中度或重度成人斑塊型乾癬		

　　目前，台灣可用於中度至重度異位性皮膚炎的JAK抑制劑包括baricitinib、upadacitinib和abrocitinib。可用於嚴重圓禿的JAK抑制劑為baricitinib和ritlecitinib。更多以JAK抑制劑治療圓禿與白斑的臨床試驗正在進行中，期待未來圓禿和白斑的病友們也能有新的治療選擇可以使用。

JAK 抑制劑的安全性考量

　　JAK 抑制劑的副作用普遍來說並不嚴重，透過調整劑量或密切監控就能有很好的控制。因為 JAK 抑制劑的免疫抑制效果，使用 JAK 抑制劑的患者可能會出現感染併發症。此外，有些 JAK 抑制劑被發現使用在類風濕性關節炎的病人，可能會增加血栓的風險，所以也需要長期的追蹤。

結語

　　JAK 抑制劑能透過中斷免疫細胞的訊息傳遞，以壓制免疫反應。目前在許多皮膚相關的疾病治療上都已有相當良好的進展。隨著臨床研究持續不斷的進行以及經驗的累積，期待未來 JAK 抑制劑能安全而有效的使用在不同的免疫疾病，造福更多受免疫發炎疾病所苦的病友們。

第五章

調節免疫功能
從生活做起

除了飲食，現代人所面對的環境或者是壓力，都是造成身體免疫功能異常或是發炎反應的來源。日常生活中可以怎麼做，讓免疫功能正常呢？

充足睡眠、維持正常生活作息

我們在睡覺的時候，也是免疫系統喘息更新、調節武力的最好時機，藉由生長激素、褪黑激素等荷爾蒙的分泌量上升，促進免疫細胞的增生和分化。所以良好的睡眠可以增加免疫細胞的數量和增進免疫細胞的工作能力。

另外，睡覺時，壓力荷爾蒙（如腎上腺皮質醇、腎上腺素等）的分泌會減少，讓 T 細胞可以有效發揮功能。當睡眠不足，造成體內壓力荷爾蒙上升，免疫功能就會受到影響。因為每個人所需要的睡眠時間不同，所以只要每天大約睡滿 6 ～ 8 小時，不會覺得累就足夠。

減少壓力

人體在有壓力時，會誘發壓力荷爾蒙（如腎上腺皮質醇、腎上腺素等）的產生，讓發炎反應更嚴重、影響免疫系統的平衡。所以，目前有很多研究都在探討「心理－壓力荷爾蒙－發炎」之間的關係。

　　壓力通常來自外在事件影響情緒。這邊建議大家可以學習一些減壓的技巧：例如腹式深呼吸、靜坐、正念冥想、按摩，或者比較簡單的就是經常開懷大笑、充滿愛心，這會啟動血清素等快樂神經物質，可以對抗壓力。

腹式呼吸

　　調節人體自律神經，藉由「深吸氣、長吐氣」，可以活化副交感神經，讓心跳、情緒都更加穩定，壓力得以釋放；另外藉由腹壓的增加，讓血液循環變好，促進新成代謝，調節免疫力！

靜坐

　　調節呼吸和情緒，當情緒緩和、壓力紓解時，就能使免疫系統正常運作。有不少臨床研究支持靜坐可以讓我們有健康的免疫力，包括增加 CD4+T 細胞的數量、增加打疫苗後的抗體反應、降低發炎指數、減緩免疫細胞老化等。也有研究發現，靜坐時，我們大腦的前額葉、右前島葉和右海馬迴的活性增強，都是調節免疫力的重要區域。

正念冥想 (mindfulness meditation)

　　正念 (mindfulness) 的意義是，透過專注於當下的目標

（可以是想法、情緒、感受）所形成的意識，不帶批判或喜好的去體驗它；而想達到正念狀態的練習方式，就是冥想（meditation）。

正念冥想的整體意義便是，透過有意和持續的練習來培養日常生活中正念的系統。臨床研究發現，正念冥想可以減少發炎、增強細胞免疫力、減緩免疫細胞老化。雖然還沒辦法完整的用學理解釋，但藉此我們知道，正念冥想對我們的免疫系統是好的！

那要怎麼練習呢？回歸正念的本質，就是教我們要感受當下，所以在一天的任何時刻、做任何事情時，都可以放寬

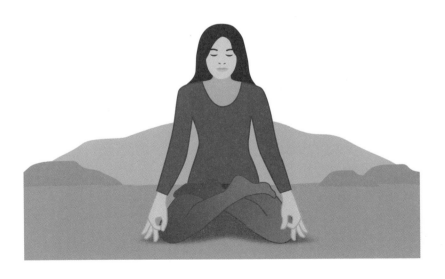

心去體驗感受它，藉由這個過程，我們可以更加認識自己的情緒和正在做的事情，形成一個正向回饋。藉由正念冥想，可以提升專注力和記憶力，也能讓情緒變得穩定、改善睡眠。

按摩

有研究顯示，按摩可以使身體放鬆，減少壓力荷爾蒙對免疫力的傷害，也可以促進血液循環。所以可以每天撥個時間和親密的人互相按摩，除了減壓，還可以增進彼此的感情喔！

定時定量的運動

規律而且適量的運動可以讓全身放鬆、緩解壓力，也可以促進血液循環、改善睡眠，對免疫系統來說再好不過了！有研究發現，每週至少運動五天、每次至少20分鐘的人和久坐不運動的人相比，比較不會感冒，就算感冒了，症狀也比較輕微。

對於一般人而言，可以採取美國衛生與公共服務部建議，每週至少進行150分鐘的中等強度運動，最好平均分配於一週，有助於提升健康免疫力。這和我們台灣國民健康署推廣的「快樂運動531」相同，建議每週運動5次、每次至少30

分鐘、心跳達110，稍微流汗並有點喘。運動形式建議為有氧運動，像是有氧健身操、快走、慢跑、騎腳踏車等。

不要抽菸！

抽菸對人體的壞處太多了！就免疫系統而言，抽菸直接傷害呼吸道黏膜，是富含淋巴組織重要的免疫器官，也間接釋放很多自由基，免疫細胞不論是 T 細胞、B 細胞、樹突細胞或自然殺手細胞的功能都會受到影響。

有不少關於抽菸和皮膚免疫疾病的研究，例如，抽菸會增加乾癬的嚴重程度；抽菸的人得到紅斑性狼瘡的機率是不抽菸的人的10倍！至於對肺部、心血管的損傷，或是癌症的風險就更不用說了！如果你有在抽菸，對你沒有第二句話好說了，戒菸吧！

不要過量飲酒！

過量的酒精會抑制骨髓，造成免疫細胞的數量減少、功能下降，也會增加促進發炎的細胞激素產生，讓身體處在不正常的發炎狀態。對皮膚免疫疾病而言，研究發現，過量飲酒是誘發乾癬的危險因子之一，也會造成比較嚴重、難治療的乾癬。

　　除了免疫系統，長期飲酒過量對全身上下的器官，從腦部、食道、肝臟到心血管、新陳代謝等都有不好的影響，也會造成營養吸收不良。平時小酌放鬆沒有關係，但千萬不要過量飲酒唷！

第六章

怎麼吃可以有健康
的免疫力？！

病人離開診間前，很常會問，「醫生，我在吃的方面有沒有需要注意什麼，讓我比較不會長這些疹子呢？」讓我們一起來看看，怎麼吃，可以讓免疫力最平衡！

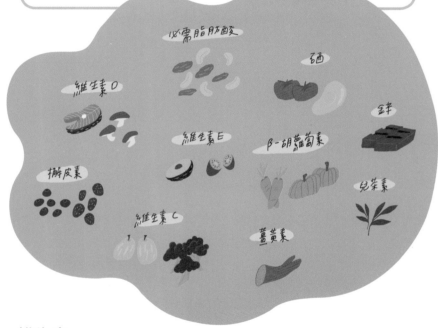

維生素D

　　維生素D是人體重要的免疫調節劑，它的活性形式為膽鈣化醇（cholecalciferol，維生素D3），維生素D3可以經由

皮膚照射太陽光產生或口服補充，進入肝臟被轉換成 25- 羥基維生素 D（25-(OH)D），想知道體內維生素 D 濃度時就是檢測它。

25-(OH)D 會再轉換成 1,25- 羥基維生素 D（1,25（OH）2D），是維生素 D 最具有活性的形式，大部分的生理功能都是由它開啟的。

25-(OH)D 可以在樹突細胞和巨噬細胞（Macrophages）中轉換成 1,25（OH）2D，進入細胞核，藉由影響基因的表現，增強巨噬細胞對抗細菌、真菌和病毒的能力；而對樹突細胞，可以增強它的耐受性，讓它比較不會對自體抗原產生反應，就比較不會攻擊自己的身體組織，這是讓我們不產生自體免疫疾病很重要的保護機制唷！

1,25（OH）2D 的轉換也可以發生在 T 細胞，讓 T 細胞比較容易轉換成對自體免疫有保護性的 T 調節細胞（Treg）和 Th2 細胞，而非 Th1 或 Th17 細胞。

1,25（OH）2D 也可以降低 B 細胞的活性和轉變成漿細胞的能力，進而減少自體免疫抗體的生成，降低發生自體免疫疾病的機率例如全身性紅斑性狼瘡。

有不少免疫疾病被發現可能和缺乏維生素 D 有關，例如，在比較嚴重的全身性紅斑性狼瘡、異位性皮膚炎和圓禿的病人，血液中的 25-(OH)D 的濃度較低，這樣的情形也在乾癬和白斑的病人中發現。因此，我們知道，要維持良好的

免疫力，維生素D是不容忽視的！

那麼，要怎麼補充才足夠呢？

富含維生素D的食物，包括：濕的黑木耳、鮭魚、秋刀魚、日曬乾香菇、吳郭魚、全脂奶粉、鴨肉、新鮮香菇、雞蛋、豬肝等。

不要忘記，維生素A對於維生素D的吸收是很重要的，在攝取維生素D的同時，也不要忘記攝取足夠的維生素A！

> 依據最新版國人膳食營養建議攝取（DRIs）第八版建議，1歲以下足夠攝取量為400IU，上限1000IU、1~50歲足夠攝取量為400IU，上限2000IU、50歲以上足夠攝取量為600IU，上限2000IU。
>
> 哺乳和懷孕期建議同1~50歲。若抽血發現25-（OH）D過低，則建議和醫師討論補充方式唷！

必需脂肪酸

指的是人體不能自行製造的脂肪酸，表示我們需要從日常飲食來攝取。正確的攝取脂肪，可以降低身體發炎、讓細胞膜維持良好運作。

那麼，要怎麼吃呢？

在這邊建議大家「均衡攝取」多元不飽和脂肪酸Omega-3和Omega-6。

你可能會聽說「Omega-6是不好的脂肪酸，要多吃好的Omega-3」，但事實上兩者都是人體的必需脂肪酸，它們在人體內轉換成的前列腺素（Prostaglandin, PG）具有抗衡性，必須達成一個動態平衡，過多或過少都是不好的。

Omega-3代謝成的前列腺素為PGE3，主要功能為抗發炎、抗凝血，可以增強抵抗力、降低血栓生成；Omega-6則代謝成PGE1和PGE2，PGE1主要由Omega-6中的γ-次亞麻油酸（GLA）代謝而成，也具有抗發炎的作用；而PGE2的功能為促進免疫發炎反應、促進血小板聚集，可以與PGE3抗衡。

> 可能因為我們國人一般用於料理的植物性油，例如大豆油、芝麻油、葵花油和雞蛋、穀類等，都含有較多的Omega-6，攝取的Omega-3偏少，因此才出現Omega-6是不好的脂肪酸，要多吃好的Omega-3的說法。

Omega-3包含α-次亞麻油酸（ALA），一般存在植物中，例如：亞麻籽、堅果、種籽，還有二十碳五烯酸（eicosapentaenoic acid, EPA）和二十二碳六烯酸（docosahexaenoic acid, DHA），存在於野生鮭魚、魚油、魚肝油。另外含有較多Omega-6 GLA的有黑醋栗籽油、月見草油，都是建議可以均衡攝取的。

微量元素

硒：製造甲狀腺素和穀胱甘肽過氧化物酶（glutathione peroxidase）的必要元素，使免疫系統正常運作，順利消除自由基，平衡新陳代謝。每日所需量約50微克，從食物中取得通常都足夠，不需刻意額外補充。

硒含量較高的食物包括：巴西堅果、（火）雞肉、洋蔥、木耳、番茄、雞蛋、豆腐等。

鋅：可以促進T調節細胞（Treg）產生，減少促進發炎的Th17細胞，使T細胞正常運作，缺乏會使免疫系統受損。其實不難從食物中補充。

鋅含量較高的食物包括：南瓜籽、可可粉（黑巧克力）、堅果、小麥胚芽、貝類和紅肉。蔬果中含量較少，一般素食者可能較缺乏。

植化素（Phytochemicals）

植物生化素，存在於植物中的化學物質，又稱維生素P，

近年來有愈來愈多關於植化素與抗發炎、抗氧化、抗癌的研究。依特性可以分為水溶性和脂溶性。水溶性的包含兒茶素、花青素、維生素B、C、E等；脂溶性的有薑黃素、槲皮素、茄紅素等。若依化學結構，可以分為酚酸類、類黃酮素、類胡蘿蔔素、有機硫化物等。

酚酸類（phenolic acids）和類黃酮（flavonoids）都屬於多酚類（polyphenols），**酚酸類**的功能主要為抗氧化、消除自由基，存在洋蔥、綠茶、葡萄籽、綠色蔬菜中；**類黃酮**包含兒茶素、花青素、槲皮素等，是種類最多的植化素家族，功能也很廣泛，有抗氧化、抗癌、抗發炎以及抗過敏，富含於茄子、葉菜類、柑橘類、葡萄、蘋果等。

茄紅素（Lycopene）屬於類胡蘿蔔素（carotenoids），有抗氧化、防癌的作用，大量存在於番茄、葡萄柚、紅西瓜中；有機硫化物包含吲哚、蒜蔥素、異硫氰酸鹽（isothiocyantes）等，**吲哚（Indoles）**富含於十字花科蔬菜中，例如花椰菜、青江菜、甘藍菜；**蒜蔥素（Allium compounds）**富含於洋蔥和大蒜中；**植物皂素（Saponins）**，又稱皂苷，可以促進代謝、降低膽固醇和血脂，存在於豆類、紅洋蔥中。

可以發現，這些類別的蔬果，剛好擁有不一樣的顏色，因此有學者建議，每天均衡攝取不同顏色的蔬果的「彩虹飲食」，就是均衡攝取這些植化素的道理。

以下再特別介紹一些細項

維生素C

保護免疫細胞、對抗自由基，維生素C是很好的抗氧化劑，很常被當作食物防腐劑。其中一種為柑橘生物類黃酮（citrus bioflavonoids）。

富含維生素C的蔬菜包含（順序按每100 mg的含量大小）：香椿、糯米椒、辣椒類、甜椒、刺蔥、菜心、花椰菜、苦瓜、小番茄、十字花科葉菜類（青江菜、甘藍、芥藍）、豌豆莢等。

水果中以芭樂、釋迦、龍眼、奇異果、木瓜、草莓含量最多。蔬果對照下來，糯米椒的維生素C含量還比芭樂略多！

維生素E

為脂溶性的維生素，保護細胞膜的抗氧化劑，也可以防止動脈硬化。研究發現，免疫細胞的細胞膜中的維生素E含量特別高，讓它們有更高的抗氧化能力。另外維生素E也可以減少PGE2的產生，進而降低發炎反應。

富含維生素E的食物包括：酪梨、橄欖油、堅果（杏仁、榛果、葵瓜籽）、芒果、奇異果、甜菜、綠花椰、蘆筍。

β - 胡蘿蔔素（β-cryptoxanthin）

屬於類胡蘿蔔素，是維持呼吸道和消化道健康的重要元素。呼吸道和消化道富含淋巴組織，都是重要的免疫器官。β - 胡蘿蔔素在體內會轉換成維生素A，有助提升免疫力。

富含 β - 胡蘿蔔素的食物包括：胡蘿蔔、甜椒、南瓜、地瓜。

兒茶素（Catechins）

屬於類黃酮。**綠茶**中含量最多、最具有生物活性的兒茶素是epigallocatechin-3-gallate（EGCG）。它具有高抗氧化能力、能讓免疫系統中的T細胞，轉換成較多具有保護力的T調節細胞（Treg）、減少Th1和Th17細胞的產生。

我們發現在大部分的自體免疫疾病中，都有異常活化的Th1或Th17和過少或運作不良的Treg細胞，因此EGCG具有調節免疫系統的作用。在許多動物試驗中，被發現可以預防或改善自體免疫疾病。建議可以每天喝杯綠茶，讓免疫系統更健康唷！

花青素（Anthocyanidins）

屬於類黃酮，抗氧化能力是維生素E的50倍！除了抗氧化、抗發炎，它還有穩定血糖、保護心血管、提升夜間視力

的作用。

　　藍紫色的蔬果含量特別多，包括：茄子、藍莓、桑椹、紅鳳菜、紫甘藍、紫番薯等，又以莓果類的含量最高。另外，紅色蔬果像是紅龍果、草莓，也是可以攝取的來源。

槲皮素（Quercetin）

　　屬於類黃酮，有高抗氧化力，可以對抗自由基。除了抑制發炎、抑制促發炎的細胞激素產生，也可以降低具抗原特異性的免疫球蛋白 E 的製造和抑制嗜酸性白血球相關的酵素，因此也有抗過敏的作用。

　　富含於多種蔬果中包括：洋蔥、花椰菜、蘋果、莓果（覆盆子、蔓越莓）、葡萄以及茶葉。

薑黃素（Curcumin）

　　是從薑黃的根莖中提取出的二苯基庚烷類物質，也是讓薑黃呈現黃色的主要色素。多項研究證實它有抗發炎、抗菌、抗癌、抗愛滋病毒等作用。在抗發炎方面，他可以經由抑制多種途徑，減少促進發炎的細胞激素產生，同時也減少Th1和Th17細胞的分化和增生，平衡免疫系統。

綜合以上，建議可以多食用的蔬果類

● **胡蘿蔔**：富含 β - 胡蘿蔔素。
● **甜椒**：富含 β - 胡蘿蔔素、維生素A、B2、B6、C，微量元素：磷、鈣、鐵、鎂、鉀、鈉、鋅。

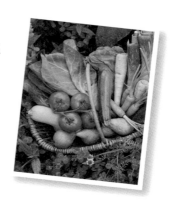

● **茄子、蕃茄**：富含植化素，抗氧化能力強、可以增加血管壁彈性，鈣與蛋白質含量豐富，茄子多於蕃茄。
● **高麗菜、綠色生菜**：低卡高纖維，富含維生素C、葉酸，可以抗氧化、抗衰老。
● **綠花椰菜、甘藍、芥菜**：屬十字花科，富含植化素、抗氧化的維生素A、C、E和促進代謝能力的維生素B。
● **芝麻葉**：屬十字花科，含 β - 胡蘿蔔素、維生素B、C、E、K，微量元素鉀、鈣、鎂、鈉、錳、鐵、鋅。另外還含有抗氧化劑「硫代葡萄糖苷」（glucosinolates），簡稱硫苷，能調節肝臟的解毒酶、消除自由基，醫學證實可以對抗癌細胞、提升免疫力。
● **四季豆**：含有皂苷、花青素，富含尿毒酶、多種球蛋白、維生素C和K、葉酸、離胺酸。
● **山藥**：高蛋白膳食纖維、維生素B1、B2和C。

- **洋蔥**：富含槲皮素、硒和維生素 B 群。
- **生薑**：富含維生素B、C，β-胡蘿蔔素，微量元素：鉀、鈣、鎂、銅、磷、硒。
- **大蒜**：含多種微量元素：磷、鉀、鎂、鋅、鈣、鐵和有機硫化物，提升免疫細胞活性，去除自由基。
- **黑木耳、香菇**：為高膳食纖維、高蛋白，含有維生素D、硒。
- **莓果、石榴**：富含植物素，可以抗氧化、對抗自由基！
- **種籽（亞麻籽、奇亞籽）、堅果**：富含Omega-3、鋅、維生素D和E。

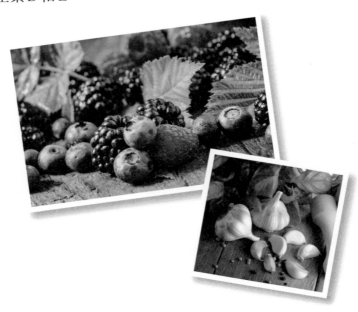

NG 食物：高油炸、高脂紅肉、高糖份

講完了好的食物，再提醒一下可以減少攝取的。高油炸、高脂紅肉、乳製品多含飽和脂肪和反式脂肪，是不好的脂肪，和高糖份的飲食一樣，都容易刺激體內發炎，造成免疫細胞受損、免疫功能異常。

麩質（Gluten）

有些過敏或是自體免疫疾病和麩質有關，若有疑慮，可以少吃含有麩質的食物，包括小麥、大麥、黑麥、卡姆麥等做成的麵包、蛋糕、醬油、啤酒等等。不含麩質（Gluten-free）的穀類包括米、小米、藜麥、蕎麥，是可以取代攝取的。

最後提醒──不要「吃補」！

經由前面的章節，大家應該都瞭解，皮膚免疫疾病是由於免疫「失調」造成的，而非免疫力「下降」。常因這樣的誤解，患者「吃補」後，反而讓症狀變得更嚴重了。

記得**均衡飲食、調整睡眠作息、規律運動**，才是讓我們免疫力健全的不二良方喔！

附錄

『人家說的』不一定是對的
——破解迷思

在科技發達的今日，遇到問題上網搜尋關鍵字就可以找到很多資料，但資料的真實性往往不得而知，如果沒有小心查證，很可能就吸收了錯誤的知識。

我們在這裡整理了一些在診間常被問到的問題，把問題釐清和大家說明，避免在遇到時，過度緊張或往錯誤的方向去。

皮膚病會傳染？！

皮膚免疫疾病，因為其顯眼的皮膚症狀如紅斑或脫屑，會讓人誤以為可能是由於感染所引起，因而擔心這些病症可以透過直接接觸或空氣傳染給他人的。這種誤解可能造成民眾不必要的擔憂。

真相：

實際上，皮膚免疫疾病是由個體內部因素（如基因、免疫系統失衡、環境觸發因素等）所引起，而不是外部感染所導致，不像新冠肺炎或流感等因為病毒的存在而造成傳染，所以皮膚免疫疾病也是體質因素，並不會透過接觸、空氣或其他傳播途徑傳給他人。

皮膚免疫疾病 ≠ 過敏

每當患者出現皮膚疾病，最常問的問題是，到底是什麼東西或是食物讓我出現這些過敏反應的？到底什麼東西我不該碰？是不是要做過敏檢測呢？

真相：

過敏只是眾多免疫反應的其中之一，是一種特定類型的免疫反應，但並非所有免疫反應都屬於過敏。許多皮膚免疫疾病患者，如乾癬或水泡病患者，常常會疑惑自己是否對某些物質過敏，從而導致皮膚問題。然而，這是一個常見的誤解。皮膚免疫疾病通常源於內在基因的免疫失調，並可能受到外部環境因素的誘發。雖然某些外在因素可能和皮膚疾病相關，但這通常只是疾病成因中的一小部分，而且也不是過敏所造成的，即使做過敏原檢測，也對病患沒有幫助。

排毒

診間常有患者說，「最近有人介紹我吃健康食品，我現在皮膚症狀嚴重很多，但他們說這樣沒關係，只要『排毒』結束，我的皮膚病就好了！」

真相：

在台灣，常有宣稱可以調節或加強免疫功能的保健食品或藥品在市面上販售。有些患者在服用之後，原本的皮膚症狀更加嚴重。坊間會用一個說法：『排毒』來解釋這樣的現象，殊不知這其實是原本的皮膚疾病病情加重，而不是民眾所想像的，把體內的『毒』排出，皮膚病就會痊癒。想提醒大家，當服用某些產品後，皮膚症狀開始加重，就表示這樣的產品不適合你服用，千萬不要以為排毒之後，皮膚免疫疾病就不藥而癒了喔！我們所擔心的是不只是傷財，而是對病情不止沒幫助，反而傷身。

皮膚病只是皮膚表面的問題？！

皮膚免疫疾病因為是慢性疾病，需要長期調節免疫功能，控制病情。但有不少患者會以為，皮膚病只是外觀不好看，自己不在意就好，所以沒有積極接受治療，但這種想法其實是不正確的！

真相：

皮膚免疫疾病，如乾癬和異位性皮膚炎，不僅只是皮膚表面的問題。這些疾病通常由免疫系統異常引起，可能導致慢性發炎，而這些發炎反應不僅影響皮膚，還可能影響其他身體器官。例如，乾癬患者有較高風險罹患心血管疾病、糖尿病和其他代謝性症候群等健康問題。異位性皮炎則可能與氣喘和過敏性鼻炎有關，這表明皮膚症狀可能是全身性免疫反應異常的一部分。

紅斑 ≠ 紅斑性狼瘡

「醫生醫生，我前幾天吃了龍蝦粥之後全身就斷斷續續出現這些紅斑，是不是紅斑性狼瘡呀？」

真相：

很多人身體長了紅色斑塊，上網進行關鍵字搜尋，就會跑出「紅斑性狼瘡」，到診間來都非常不安。事實上，造成身上紅色斑疹的原因有很多，可能是濕疹，可能是蕁麻疹，或是其他問題。遇到時不用太慌張，詢問專業意見，好好配合治療就可以了。

白斑 ≠ 白化症

很多病人看到自己的皮膚出現白色斑塊，都會很擔心自己是不是得到白化症。

真相：

白化症（Albinism）是一種先天遺傳疾病，病人從出生黑色素細胞就沒辦法產生黑色素，因此除了皮膚全白，眼睛、頭髮、眉毛等顏色也都會比較淡，所以也有「白子」這個俗稱。而白斑（Vitiligo）是後天的免疫疾病，由於黑色素細胞被免疫細胞攻擊而消失，所以沒有黑色素產生，通常會經歷皮膚從有顏色到變白的過程，呈現塊狀的白色皮膚，而非白化症的全身雪白。所以白斑和白化症，不只成因不同，表現也很不一樣唷！

健康世界叢書254

當皮膚起內鬨：解開皮膚免疫疾病奧秘

作　　者：陳冠伃、黃毓惠
插　　圖：sara-chunn
發 行 人：周華嶽
發行所兼經銷處：健康世界有限公司
地　　址：台北市中正區南昌路二段103號8樓之1
電　　話：(02)23939800・23936557
郵撥帳號：50302131
網　　址：https://www.healthworld.com.tw
製版印刷：沈氏藝術印刷股份有限公司
一版一刷：2025年1月
總 經 銷：聯合發行股份有限公司
地　　址：新北市新店區寶橋路235巷6弄6號4樓
電　　話：(02)29178022
定　　價：320元

國家圖書館出版品預行編目（CIP）資料

當皮膚起內鬨：解開皮膚免疫疾病奧秘 / 陳冠伃,
黃毓惠作. -- 一版. -- 臺北市：健康世界有限公司,
2024. 09
　面；　公分. --（健康世界叢書；254）
ISBN　978-626-98551-2-4（平裝）
1. CST：皮膚科　2. CST：免疫性疾病
415.7　　　　　　　　　　　113014870